Grundzüge
der
Irrenpflege
für Studirende und Aerzte

von

Dr. med. Otto Snell,
II. Arzt der Provinzial-Heil- und Pflege-Anstalt
zu Hildesheim.

Berlin.
Druck und Verlag von Georg Reimer.
1897.

Vorwort.

Die vorliegende Arbeit hat zunächst den Zweck, jungen Aerzten, welche anfangen sich mit der Behandlung Geisteskranker zu beschäftigen, einen Ueberblick über die wichtigsten Aufgaben zu geben, die ihnen gestellt werden. Während es in den übrigen Specialfächern und in der allgemeinen Praxis möglich ist, die Krankenbehandlung mit denjenigen Kenntnissen zu beginnen, welche durch das Universitätsstudium erworben werden können, sieht sich der angehende Irrenarzt beständig in Schwierigkeiten, auf die er durch den Besuch der Collegien und Kliniken in keiner Weise vorbereitet ist. Er hat im günstigsten Falle als Practicant der psychiatrischen Klinik eine gewisse Fertigkeit im Beobachten und Beurtheilen der Geisteskrankheiten erlangt und allenfalls noch gelernt, den Kranken durch die Untersuchung möglichst wenig zu erregen und ihn nöthigenfalls einigermaassen zu beruhigen, von den Anforderungen, welche der Dienst in einer Irrenanstalt an ihn stellt, weiss er jedoch nichts. Was er hier zu leisten hat, muss der junge Psychiater allmählich im Dienste selbst lernen und bei dieser Arbeit soll ihn das vorliegende Werkchen unterstützen, besonders auch im Anfange ihn davor bewahren, seine Aufgabe zu unterschätzen oder für unlösbar zu halten.

Ferner soll die vorliegende Arbeit dazu dienen, denjenigen Aerzten, welche nie in einer Irrenanstalt beschäftigt waren, einen Begriff davon zu geben, was ungefähr in einem solchen Institut geleistet wird und mit welchen Mitteln dies geschieht. Dass unter den Heilmitteln für die Psychosen die Irrenanstalt das erste ist, steht zwar in den Lehrbüchern der Psychiatrie, doch werden sich die wenigsten Studirenden der Medicin einen klaren Begriff darüber machen können, warum das so ist.

Schliesslich ist es auch beabsichtigt, denjenigen Aerzten, welche in die Verlegenheit kommen, Geisteskranke behandeln zu müssen und deren Angehörigen Rathschläge ertheilen zu sollen, ohne sich jemals mit der Behandlung von Geisteskranken befasst zu haben, einen Berather an die Hand zu geben, der sie wenigstens vor den allergröbsten Missgriffen schützen kann. Auch den Studirenden der Medicin wird es nützlich sein, sich mit unserem Gegenstande zu beschäftigen.

Durch diese Bestimmung der Arbeit ist ihre Begrenzung gegeben. Sie soll keine Anleitung enthalten, wie man am besten Irrenanstalten baut, sie soll auch nicht Gegenstände behandeln, welche der allgemeinen Hygieine angehören und schliesslich soll sie keine psychiatrischen Streitfragen, wie z. B. die über die Entstehung des Othämatoms, erörtern, sondern sie soll sich stets dem praktischen Bedürfnisse des jungen Irrenarztes anpassen.

Die Brauchbarkeit des Buches habe ich durch möglichste Kürze und durch Beigabe eines Registers zu erhöhen gesucht. Vielleicht wird es auffallen, dass ich bei der sonst überall herrschenden Knappheit der historischen Einleitung einen verhältnismässig grossen Raum gegönnt habe. Ich glaube, dass in der Medicin überhaupt und ganz besonders in der Psychiatrie die jungen Aerzte ein viel richtigeres Urtheil über ihre Wissenschaft erhalten und vor dem lächerlichen Glauben an die Unfehlbarkeit der jetzt grade tonangebenden Lehrer bewahrt bleiben würden, wenn man die historischen Studien nicht gar so sehr vernachlässigte, wie es jetzt geschieht. Wir lachen über die therapeutischen Vorschläge des redlich nach dem Besseren strebenden Reil, wissen aber nicht, über wen man in hundert Jahren mehr lachen wird, über Reil oder über uns. Ich habe es daher für nothwendig gehalten, auch die Entwicklung unserer jetzigen Anschauungen über die Irrenpflege zu berücksichtigen.

Die Arbeit wurde im Jahre 1891 niedergeschrieben und Mitte September 1896 abgeschlossen.

Möge das Werkchen Vielen der jüngeren Collegen eine Hülfe und Stütze in der Erfüllung ihres schwierigen Berufes sein.

Dr. Otto Snell.

Inhalts-Angabe.

I.

Geschichtliche Einleitung.

Es ist eine schöne Eigenthümlichkeit unserer Zeit, dass sie danach trachtet, das Loos aller Menschen, und besonders derjenigen, welche vom Schicksale am stiefmütterlichsten bedacht worden sind, zu verbessern und zu erleichtern. Während die Socialpolitik durch die Unfallversicherung und Altersversorgung bestrebt ist, die Unzufriedenheit ganzer Bevölkerungsschichten zu verringern, wetteifern die verschiedenen Länder und Gemeinden, durch Errichtung und Verbesserung von Krankenhäusern den Unglücklichen ihr Loos erträglicher zu machen. Am meisten unter allen Leidenden bedürfen die Geisteskranken der aufopfernden Fürsorge ihrer Mitmenschen. Sie sind für lange Zeit, oft lebenslänglich, von der Krankheit betroffen, sie sind am wenigsten fähig, ohne fremde Hülfe ein menschenwürdiges Dasein zu führen, und sind zugleich am wenigsten im Stande, sich für die empfangenen Wohlthaten dankbar zu erweisen.

Es ist daher mit Recht die Irrenpflege zu einer der edelsten Blüten der modernen Philanthropie ausgebildet.

Das war nicht immer so, und ein kurzer Ueberblick

über die Geschichte der Irrenpflege wird zeigen, dass die Welt, und besonders die christliche, in diesem Punkte Vieles gut zu machen hat, was früher gesündigt worden ist.

Die Nachrichten, welche wir über die frühesten Zeiten menschlicher Cultur haben, gestatten nicht, uns ein Bild davon zu machen, in welchem Zustande die Geisteskranken damals lebten. In den Schriften der Akkader finden sich neben Beschwörungsformeln gegen viele andere Krankheiten auch solche gegen diejenigen des Kopfes, „welche drücken und schnüren gleich einer Tiara“, „die Alles wirr machen wie ein Stier“ [1]). Wenn sich diese Worte auf Geisteskrankheiten beziehen, was zudem noch zweifelhaft ist [2]), so lässt sich aus ihnen nur allenfalls schliessen, dass viele Geisteskranke ganz ebenso behandelt wurden wie körperlich Kranke. Dass die Geistesstörungen als Wirkung von Dämonen angesehen wurden, kann nicht auffallen, da man sich alle körperlichen Krankheiten ebenso erklärte.

Unter den Schriften der alten Aegypter finden sich mehrere mit medicinischem Inhalt [3]). Ueber die Behandlung von Geisteskranken enthalten sie nichts. Gegen Kopfschmerzen wurden Einreibungen und Umschläge der verschiedensten Art angewendet [4]).

Die Auffassung der Geisteskrankheiten und ihre Be-

---

[1]) Lenormant, Die Magie und Wahrsagekunst der Chaldäer. Jena, 1878. Seite 20.

[2]) M. Bartels in der Zeitschrift für Assyriologie 1893.

[3]) Joachim, Papyros Ebers. Berlin 1890. — Haeser, Geschichte der Medicin. 3. Bearb. Bd. 1. Jena 1875. S. 44—58.

[4]) Joachim, a. a. O. Seite 61, 62, 63, 64, 65.

handlung bei den alten Griechen[1]) ruhte auf denselben Grundlagen, welche wir heute wieder nach langen Verirrungen als richtig anerkennen. Man betrachtete die Geistesstörungen als Krankheiten und behandelte sie nach denselben Grundsätzen, die auch für die körperlichen Krankheiten Geltung hatten. Das Ziel der Behandlung war die Heilung der Kranken. Es kamen, ganz wie jetzt bei uns, Diät, Bäder, Körperbewegung, psychische Behandlung, wie zum Beispiel Zerstreuung durch Musik, und Arzneimittel zur Anwendung. Dass unter den letzteren der Helleborus eine übertrieben häufige Anwendung gefunden und gewissermaassen als Universalmittel gegen alle Geistesstörungen gedient habe, darf man nicht annehmen. Horaz gebraucht zwar die Ausdrücke „Helleborus nehmen" und „nach Anticyra fahren" für gleichbedeutend mit „geisteskrank sein", die medicinischen Schriftsteller des Alterthums sprechen sich aber vorsichtiger aus, und Celsus verbietet z. B., den Kranken in der Höhe der Erregung überhaupt Arzneimittel zu geben[2]). Aeussere Zwangsmittel wurden angewendet, jedoch mit Vorsicht. Einzelne verwarfen dieselben jedoch auch ganz, wie z. B. Caelius Aurelianus aus Sicca in Numidien, der im Beginn des fünften Jahrhunderts n. Chr. zu Rom lebte[3]) und dessen Schriften im Wesentlichen eine Uebersetzung aus dem Griechischen des Soranus darstellen.

Mit der Cultur der Griechen und Römer verschwand auch die medicinische Beurtheilung und die humane Be-

---

[1]) Falk, Allg. Ztschr. für Psychiatrie. Bd. 23. 1866. S. 429 bis 566.

[2]) De medicina lib. 3 cap. 18.

[3]) Vergl. Friedreich, Literärgeschichte. Würzburg 1830. S. 70.

handlung der Geisteskranken. An ihre Stelle traten abergläubische Erklärungen, welche die Einwirkung von Dämonen voraussetzten, und das System des Unschädlichmachens. Viele Melancholische endeten auf dem Scheiterhaufen [1]), Wahnsinnige, deren Grössenideen sich auf religiöse Gegenstände erstreckten, wurden mit der grössten Grausamkeit zu Tode gequält [2]), Hysterische und Epileptische wurden als Besessene behandelt. Aber auch diejenigen Geisteskranken, welche nicht in irgend einer Weise den Hass der Kirche auf sich zogen, hatten ein sehr trauriges Loos. Man dachte nicht daran, sie zu heilen, sondern man machte sie in irgend einer Weise unschädlich. Kirchhoff hat mitgetheilt [3]), dass man zu Nürnberg im vierzehnten und fünfzehnten Jahrhundert die Kranken in einer hinreichenden Entfernung von der Stadt aussetzte, um vor ihrer Rückkehr sicher zu sein; Andere wurden in einem „Loch" gehalten. Auch das „Narrenhäuslein", welches 1460 zu Nürnberg errichtet wurde, war eine reine Bewahranstalt mit dem Zwecke, die Gesunden vor den Gefahren und Belästigungen zu schützen, die ihnen durch frei sich bewegende Geisteskranke entstehen konnten.

Aehnlich verfuhr man in allen christlichen Ländern [4]);

---

[1]) Snell, Hexenprozesse und Geistesstörung. München 1891. S. 86 u. f.

[2]) Daselbst S. 107. – Lecky, Sittengeschichte Europas von Augustus bis auf Karl den Grossen. Deutsch von Löwe. Leipzig u. Heidelberg, 1879. II. S. 70.

[3]) Grundriss einer Geschichte der deutschen Irrenpflege. Berlin 1890. S. 9 u. 10.

[4]) Uhlhorn, Die christliche Liebesthätigkeit im Mittelalter, Stuttgart 1884. S. 297 u. f. – Kriegk, Deutsches Bürgerthum im

es kann also von einer Irrenpflege hier überhaupt keine Rede sein.

Viel günstiger war die Lage der Geisteskranken während des Mittelalters in denjenigen Ländern, in welchen die arabische Cultur herrschte. Die Kreuzfahrer waren erstaunt über die Zahl und die Pracht der Wohlthätigkeitsanstalten bei den Ungläubigen [1]).

In Fez bestand nach Leo Africanus bereits seit dem siebenten Jahrhundert eine Irrenanstalt.

In dem grossen Krankenhause, das Ibn Tulun zu Kairo um das Jahr 875 stiftete, befand sich auch eine Abtheilung für Geisteskranke [2]). Ebenfalls in Kairo baute der Sultan El Mansur Gilavun 1283 ein prachtvoll ausgestattetes Krankenhaus, das Anfangs nur für Geisteskranke bestimmt war, später aber Leidende aller Art aufnahm [3]).

In Bagdad war im zwölften Jahrhundert ein Palast, der „Haus der Barmherzigkeit" genannt wurde und zur Verwahrung von Geisteskranken diente. Sie wurden alle Monat durch Beamte untersucht und nach ihrer Genesung freigelassen [4]).

Mittelalter. Neue Folge. Frankfurt 1871. S. 53 u. f. — Snell, Allg. Ztschr. für Psychiatrie. Bd. 52. S. 610. — Kirchhoff, a. a. O. S. 18.

[1]) Desmaisons, Les Asiles d'Aliénés en Espagne, Recherches historiques et médicales. Paris, 1859. S. 54.

[2]) Puschmann, Geschichte des medicinischen Unterrichtes. Leipzig 1889. S. 148.

[3]) Puschmann, daselbst S. 149.

[4]) Falk, Allg. Ztschr. für Psychiatrie. Bd. 23 S. 706. — Ullersperger, Geschichte der Psychologie und der Psychiatrik in Spanien. Würzburg 1871. S. 68.

In Spanien lernte der Orden de la Merced, welcher sich die Aufgabe stellte, christliche Gefangene von den Ungläubigen loszukaufen, durch den Verkehr mit den spanischen und afrikanischen Muselmanen die Irrenanstalten kennen, welche im Orient seit Jahrhunderten bestanden[1]) und bewirkte, dass im christlichen Spanien während des fünfzehnten Jahrhunderts zahlreiche Irrenanstalten gebaut wurden, so in Valencia 1409, in Saragossa 1425, in Sevilla und Valladolid 1436 und in Toledo 1483[2]). Im Ganzen verhielt sich jedoch das christliche Mittelalter durchaus ablehnend gegen die Geisteskranken und that Nichts um ihr trauriges Geschick zu mildern. Einzelne Männer äusserten allerdings mildere Anschauungen, wie z. B. Weier; doch verhallten seine Mahnungen unbeachtet.

Das mittelalterliche System, sich die lästigen Geisteskranken mit möglichst geringem Kostenaufwand vom Halse zu schaffen, ohne auf das Wohlbefinden der Kranken irgend welche Rücksicht zu nehmen, wich nur sehr langsam humaneren und gerechteren Anschauungen. Etwas menschlicher wurde zunächst die Behandlung der Irren dadurch, dass man sie nicht mehr durch Einsperren in die schlimmsten Gefängnisse unschädlich machte, sondern durch die Aufbewahrung in den Leprosenhäusern, welche mit dem Verschwinden des Aussatzes zur Isolirung von allerlei lästigem und Ekel erregendem Volk verwendet wurden.

Vom sechzehnten Jahrhundert an werden zur Ver-

---

[1]) Desmaisons, S. 49.
[2]) Desmaisons, S. 41.

wahrung der Geisteskranken neben den Gefängnissen auch Spitäler und besondere „Narrenhäuser" herangezogen, deren Einrichtung wohl ausnahmslos viel schlechter war, als die der heutigen Zuchthäuser. Versuche, Geisteskranke zu heilen, kommen nur ganz vereinzelt vor, wie z. B. 1539 zu Nürnberg[1]).

Das sechzehnte und siebzehnte Jahrhundert änderte an der Lage der Geisteskranken nur wenig, obwohl an verschiedenen Orten Stimmen laut wurden, welche die Geisteskranken richtig beurtheilten und demgemäss verlangten, dass man die Kranken nicht einfach unschädlich machen, sondern ihre Heilung anstreben solle. Als Orte, welche zur Verwahrung der gemeingefährlichen Kranken dienten, kommen neben den mittelalterlichen Gefängnissen auch die jetzt häufiger werdenden Bewahranstalten für Sieche und Kranke, sowie Klöster und besonders die seit dem siebzehnten Jahrhundert gegründeten Zuchthäuser vor. So sehr jetzt der Gedanke, die Geisteskranken mit den Verbrechern gleichzustellen und sie mit ihnen gemeinsam zu beschäftigen, unserem Gefühle widerstrebt, so war doch im achtzehnten Jahrhundert die Verpflegung der Geisteskranken in Zuchthäusern wohl noch die günstigste Form der Verwahrung. Denn dort hatten die Kranken doch wenigstens die Möglichkeit, sich zu beschäftigen, und waren nicht, wie in den Kojen der mittelalterlichen Gefängnisse von jeder Anregung und Beaufsichtigung abgeschnitten.

Im achtzehnten Jahrhundert endlich fand die Anschauung allgemeine Anerkennung, dass man die Irren

---

[1]) Kirchhoff, S. 102.

als Kranke betrachten, ihre Heilung anstreben und sie vor unwürdiger Behandlung schützen müsse. Doch wurden erst gegen Ende des Jahrhunderts diese Grundsätze mit ihren Folgerungen in einzelnen Anstalten zur Durchführung gebracht.

Chiarugi ist wohl derjenige, welchem der von mehreren Seiten beanspruchte Ruhm gebührt, eine wirklich humane Behandlung der Kranken zuerst durchgeführt zu haben. In dem 1793 und 94 erschienenen Buche Della Pazzia in genere e in spezie, trattato medico-analitico, theilt es mit, dass in dem von ihm geleiteten Spedale di Bonifazio zu Florenz Ketten und Schläge[1]) abgeschafft seien und betont sehr, dass die erregten Kranken das grösste Mitleid verdienen und dass man ihnen nicht wie ein Henker, sondern wie ein Vater gegenüber stehen müsse[2]). Ueber die Behandlung der „Tobsüchtigen“ sagt Chiarugi[3]):

> „Im Ganzen muss man ihren Neigungen nachgeben und ihnen alles das gestatten, was sie beruhigen kann, ... am wenigsten darf man sie verlachen.“

Aus diesen Worten könnte heute, nach hundert Jahren, noch mancher Irrenarzt lernen.

In Frankreich erwarb sich Daquin grosse Verdienste um die Einführung einer humanen Irrenbehandlung und nach ihm Pinel, der besonders für die Verbreitung

---

[1]) Vincenzo Chiarugi's Abhandlung über den Wahnsinn überhaupt und insbesondere. Uebersetzung aus dem Italienischen. Leipzig, Georg David Meyer, 1795. Th. 2. S. 383.

[2]) Daselbst S. 373.

[3]) Daselbst S. 382.

der neuen Auffassung sorgte und dem deshalb gewöhnlich der ganze Ruhm der Neuerung zugeschrieben wird. An seine Wirksamkeit in der Salpêtrière knüpft sich die Legende[1]), dass er am 24. Mai 1798 zu gleicher Zeit 49 Kranken die Ketten abgenommen habe. In Deutschland waren Glawnig (1749—1808) und Langermann (1768 bis 1832) bemüht, eine menschliche Behandlung der Geisteskranken durchzuführen, ebenso in England William Tuke (1732—1822) und in America Rush (1745—1813).

Es erging nun der Psychiatrie im Beginne des neunzehnten Jahrhunderts ebenso, wie es fast jedem einzelnen Mediciner in seiner Jugend zu ergehen pflegt: man überschätzte die Möglichkeit einer günstigen Beeinflussung der Kranken durch energische Mittel und richtete durch Uebereifer manches Unheil an. So war es ein verhängnisvoller Irrthum, dass man glaubte, einem erregten Kranken durch „äussere Beruhigungsmittel" helfen und einem gleichgültigen, gegen die Aussenwelt achtlosen Kranken durch energische Reizmittel die Theilnahme an der Welt und damit die Gesundheit wiederverschaffen zu können. Aus dieser verkehrten Voraussetzung entwickelte sich nun ein ausgebildeter Apparat von Marterinstrumenten, mit denen man die Kranken heilen wollte. Daneben trat eine theologisch-philosophische Richtung in der Psychiatrie auf, die ganz im Widerspruch mit der unbefangenen medicinischen Auffassung der Geisteskrankheiten einen moralisch corrigierenden Einfluss auf die Kranken ausüben wollte.

Reil, der unzweifelhaft von der allerbesten Absicht

---

[1]) Laehr, Allg. Ztschr. für Psychiatrie Bd. 44, S. 294.

beseelt war, der die schlechten Einrichtungen der damaligen Irrenanstalten aufs Schärfste tadelt[1]), nennt bei der Beantwortung der Frage: „Wie soll ein Irrenhaus eingerichtet sein, damit es als Heilanstalt seinem Zwecke am vollkommensten entspreche?“ [2]) unter vielen Vorschlägen, welche noch heute für beachtenswerth gelten, als Heilmittel auch eine Reihe von „Körperlichen Reizen, in deren Gefolge thierische Unlust entsteht“ [3]). Einige Beispiele davon sind folgende:

> „Hunger und Durst, durch Entziehung der Nahrung, zwei mächtige Gefühle, die bald zahm machen, ohne den Anstrich einer leidenschaftlichen Grausamkeit zu haben. So kann man auch durch Entziehung der Wärme, die das Gefühl des Frostes erregt, und durch die Entziehung des Schlafes, wodurch die Falken gebändigt werden, wehe thun.“ [4])
>
> „Ein starker Kitzel, der unserer Willkühr Abbruch thut. Durch das Bürsten unter den Fusssohlen, durch Niesmittel und die Traufe brachte ich einen Wahnsinnigen, aus dem lange Zeit kein Wort zu bringen gewesen war, in wenigen Tagen dahin, dass er sich regte und die vorgelegten Fragen zu beantworten anfing. Auch Wanzen, Ameisen, Processionsraupen und andere Insekten erregen einen unangenehmen Hautreiz. Ein Kübel

---

[1]) Rhapsodieen über die Anwendung der psychischen Curmethode auf Geisteszerrüttungen. Halle 1803. S. 454.

[2]) Daselbst, S. 453.

[3]) Daselbst, S. 188.

[4]) Daselbst, S. 189.

mit lebendigen Aalen, in welchen man den Verrückten steckte, ohne dass er wüsste, was in demselben wäre, müsste für sich schon nicht gering, und noch stärker indirekt, durch die peinigenden Spiele der Phantasie, auf sein Gefühl wirken". [1]) Es werden dann ferner „unschädliche Arten der Tortur", Züchtigungen durch Ruthenstreiche und unvermuthetes Untertauchen in kaltes Wasser empfohlen.

„In der Nähe des Tollhauses müssen also Flüsse und Seen und in demselben Anstalten zu Douchen und Traufen, Plongirbäder, Kähne, die auf dem Wasser zerfallen, und was sonst zur bequemen Anwendung dieses Mittels nöthig ist, vorhanden sein." [2]) „Es giebt Verrückte, die ein boshaftes Herz haben, absichtlich andere Menschen zu plagen suchen und dem widerstreben, was zu ihrer Genesung angeordnet wird. Diese können durch eine zweckmässige Züchtigung gebessert werden." [3])

„Die Strafe muss nicht ohne Grund gedroht, aber alsdann auch, und zwar in Gegenwart der Andern, vollzogen werden. Dies wirkt auf beide, auf den, der die Strafe empfängt, und auf die Zuschauer. Sie muss von einem eigenen Büttel, und nie von Personen vollzogen werden, die den Kranken hauptsächlich zu besorgen haben. Zur Züchtigung nimmt man Ruthen oder Ochsenziemer. Zu-

---

[1]) Daselbst, S. 190.
[2]) Daselbst, S. 194.
[3]) Daselbst, S. 196.

weilen kann man auch, nach der Empfänglichkeit der Kranken, durch Einsperrung, Hunger und Beschimpfung strafen.“ [1])

„Die Schläge von Schwärmern, Pistolenschüsse, Kanonendonner, der gellende Ton eines Blasinstrumentes, einer zweiunddreissig-füssigen Orgelpfeife, das langsame Anschlagen an eine grosse und dumpfe Glocke, oder einzelne Schläge auf der türkischen Trommel; alles dies in einem einsamen, hohen, sonoren und finstern Gewölbe kann vielleicht den faselnden Kranken fixiren. Einem andern kann ein wildes und regelloses Chaos von Tönen durch Trommeln, Glocken, Schallmeien, Menschenstimmen, Thiergeheul u. s. w. heilsam sein.“ [2])

Diese gewaltsamen Mittel, die Aufmerksamkeit zu erregen, waren nach Reil's Ansicht der einzige Weg, durch welchen ein verwirrter Kranker zur Genesung gebracht werden konnte.

Im Verlaufe unseres Jahrhunderts bildete man eine grosse Anzahl von Apparaten und Maschinen aus, welche den Zweck hatten, die motorische Unruhe der Kranken äusserlich einzuschränken, indem man von der Voraussetzung ausging, dass ein Kranker wirklich beruhigt werde, wenn man ihm die Bewegung unmöglich mache.

Horn[3]) empfiehlt dringend, die Kranken in einen

---

[1]) Daselbst. S. 198.

[2]) Daselbst, S. 203 u. 204.

[3]) Horn, Oeffentliche Rechenschaft über meine zwölfjährige Dienstführung als zweiter Arzt des Königlichen Charité-Krankenhauses. Berlin 1818.

Sack aus lockerem, aber festen Gewebe zu stecken, mit dem Kopf voran, sodass der Sack an den Füssen zugebunden würde. Andere zogen den „englischen Kasten" oder Sarg vor, in welchem der Kranke so eng von den Brettern umschlossen war, dass er sich nicht bewegen konnte; dem Gesichte gegenüber war eine Oeffnung angebracht.

Ferner waren Drehapparate in Gebrauch, die den Kranken schwindlig, halb bewusstlos und dadurch allerdings ruhig machten. Die von Cox empfohlene Vorrichtung[1]) entspricht ganz der Maschine, mit welcher Mendel[2]) in unseren Zeiten bei Hunden experimentell Blödsinn und Lähmungen erzeugte. Die milderen Formen der Zwangsapparate, wie z. B. die Stühle, an denen die Kranken festgeschnallt werden, eiserne, innen mit Leder gefütterte Handschellen, welche durch kurze Ketten an einem eisernen, den Leib umgebenden Ringe befestigt sind (ceintures), und ähnliche Apparate kann man noch heute in einzelnen Irrenanstalten, besonders in den romanischen Ländern, sehen. Die wunderlichsten Maschinen zur „Beruhigung" der Geisteskranken hat Schneider[3]) beschrieben und abgebildet. Es findet sich darunter neben den schon erwähnten Drehvorrichtungen[4]) auch das von Hayner erfundene „hohle Rad"[5]), ähnlich denen, welche

---

[1]) Conolly, Die Behandlung der Irren ohne mechanischen Zwang. Deutsch von Brosius. Lahr 1860. S. 9.

[2]) Mendel, Neurolog. Centralblatt III. 1884. S. 229.

[3]) Schneider, Entwurf zu einer Heilmittellehre gegen psychische Krankheiten. Tübingen 1824.

[4]) Taf. 1, Fig. 1 u. 4. Taf. 3.

[5]) Taf. 4.

man jetzt noch zuweilen an Eichhörnchen-Käfigen sieht, und eine Maschine zum „Zwangsstehen“[1]) in der die lebendigen Geisteskranken ungefähr ebenso aufgespannt wurden, wie jetzt die Insectensammler die todten Schmetterlinge präpariren.

Der Beginn zur Entfernung dieser Zwangsinstrumente und der gewaltsamen Eingriffe zu Heilzwecken wurde um die Mitte unseres Jahrhunderts gemacht. Nachdem schon verschiedene einzelne Versuche in dieser Richtung unternommen waren, so 1838 zu Lincoln von Gardiner Hill, brachte Conolly durch sein berühmtes Werk „On the Treatment of the Insane“ 1856 die Vermeidung aller Mittel, welche die Bewegung der Glieder hindern, den Verzicht auf das Erschrecken und Einschüchtern der Kranken zu Heilzwecken, und das Bestreben, die Irrenanstalten möglichst behaglich einzurichten, zu weiter Anerkennung.

Der augenblickliche Stand der Irrenpflege in den cultivirten Ländern ist nun derjenige, dass das Conolly'sche System an vielen Stellen noch nicht durchgedrungen, in anderen Ländern dagegen noch weiter ausgebildet und verfeinert ist. Diese letztere Richtung hat wohl zu einzelnen Uebertreibungen geführt, gegen die sich grade jetzt eine Reaction geltend macht. Auch diese geht vielleicht hie und da wieder über die richtige Mitte hinaus. Wie ein Pendel nach beiden Richtungen über die Gleichgewichtslage hinausschwingt, so gelingt es auch zuweilen dem menschlichen Geiste nur langsam, das Richtige herauszufinden. Indem ein Fehler eingesehen wird, schiesst

[1]) Taf. 5, Fig. 2 u. 3.

das Bestreben, ihn zu verbessern, über das Ziel hinaus und macht eine abermalige Correctur in entgegengesetzter Richtung nothwendig.

Unter den Folgen, welche die Abschaffung der Zwangsmittel in den Irrenanstalten hatte, war eine der segensreichsten die Beobachtung, dass die Gefährlichkeit der Geisteskranken, auch der aufgeregten, nicht so gross war wie man früher angenommen hatte. Durch den engen Verkehr, der sich zwischen den Wärtern und Kranken entwickeln musste, lernte man, dass die meisten Kranken sehr wohl nützlich beschäftigt werden können, wenn sie nur richtig angeleitet werden. Besonders glücklich waren die Versuche, einen Theil des Geisteskranken mit Landwirthschaft zu beschäftigen. In Paris erwarb schon 1832 die Irrenanstalt Bicêtre eine Meierei, die Ferme St. Anne, um dort etwa 100 Geisteskranke mit Ackerbau zu beschäftigen[1]). Allerdings war noch das ganze Grundstück von Mauern umschlossen und „die ökonomische Richtung schien vor der medicinischen zu prävaliren“[2]). Besonders wurde aus der Schweinezucht Nutzen gezogen, indem täglich vermittelst eigener Fuhrwerke die Speisereste aus den Pariser Hospitälern abgeholt und als billiges Schweinefutter verwendet wurden.

Gute Erfolge, sowohl in medicinischer als administrativer Beziehung, hatte die Colonie Fitz-James, welche zu der Privat-Irrenanstalt der Gebrüder Labitte zu Clermont gehörte[3]). Es wurden dort seit dem Jahre 1847

---

[1]) Brandes, Die Irrencolonien. Hannover 1865. S. 124.

[2]) Brandes, S. 126.

[3]) Annales médico-psych. 7. 1862. S. 250. 23. 1865. S. 487. — Brandes, a. a. O. S. 128.

ruhige und rüstige Geisteskranke, zunächst 40 an der Zahl, mit landwirthschaftlichen Arbeiten beschäftigt. Da die Erfolge überraschend gut ausfielen, wurde die Oekonomie vergrössert, sodass sie Anfang der sechziger Jahre 200 Hectar umfasste und etwa 200 Kranke beschäftigte.

Der günstige Eindruck, welchen die Colonie Fitz-James machte, führte zu dem Versuche, eine Ackerbau-Colonie in Verbindung mit der Irrenanstalt zu Hildesheim einzurichten[1]). Am 1. April 1864 wurde die aus zwei Bauernhöfen in dem 4 Kilometer von Hildesheim entfernten Dorfe Einum bestehende Colonie von 40 Kranken bezogen. Die medicinischen Ergebnisse waren stets sehr gut, die wirthschaftlichen waren jedoch im Anfang so schlecht, dass ernstlich daran gedacht wurde, das ganze Unternehmen wieder aufzugeben. Durch energische Verminderung der Verwaltungskosten, bei der sogar auf den in Einum wohnenden Arzt verzichtet wurde, gelang es, den Betrieb so günstig zu gestalten, dass die Colonie seit 1869 Ueberschüsse lieferte. Jetzt sind die wirthschaftlichen Ergebnisse dauernd sehr gut. Der Betrieb ist erheblich vergrössert und 80 Kranke werden dabei beschäftigt.

Die Verwendung der arbeitsfähigen Geisteskranken zur Beschäftigung mit Landwirthschaft ist rasch sehr beliebt geworden. Die Mehrzahl der Anstalten, welche jetzt gebaut werden, beruht in ihrer ganzen Anlage auf der Absicht, in möglichst weitgehendem Maasse ländliche Arbeiten zur Beschäftigung der Kranken zu verwenden.

---

[1]) Brandes a. a. O. S. 149—160. — L. Snell, Allg. Ztschr. für Psychiatrie Bd. 21. 1864. Suppl.-H. S. 46. Bd. 31. 1875. S. 675.

Während durch die Pflege des Ackerbaues die Behandlung der chronisch Kranken in neue Bahnen gelenkt ist, hat in den letzten Jahren auch die Behandlung der frisch Erkrankten eine wesentliche Verbesserung erfahren durch die Ausbildung der Wachabtheilungen und die ausgedehnte Anwendung der Bettruhe.

In erster Linie erhält aber die heutige Irrenpflege in cultivirten Ländern ihr Gepräge durch das Streben, den Kranken das grösstmögliche Maass von Freiheit zu gewähren. Wir suchen Alles abzuschütteln, was an die traurigen Zeiten erinnert, in denen Gefängniss und Irrenhaus dasselbe waren. Wir suchen durch passende Beschäftigung, angenehme Zerstreuung und sorgfältige Pflege den Kranken eine möglichst grosse Aussicht auf Heilung zu verschaffen und denen, die nicht heilbar sind, ein menschenwürdiges Dasein und in vielen Fällen ein zufriedenes, nicht zweckloses Leben.

II.
Allgemeines über die Behandlung von Geisteskranken.

Der Ueberblick über die Geschichte der Irrenpflege, die man, soweit sie die christlichen Völker angeht, bis in die neueste Zeit passender als eine Geschichte der Irren-Misshandlung bezeichnen könnte, zeigt mit trauriger Deutlichkeit, dass eine falsche Auffassung von dem Wesen der Geistesstörung mit Nothwendigkeit zu einer falschen und rohen Behandlung der Geisteskranken führt. Wir müssen also an diejenigen Personen, welche sich mit der Irrenpflege befassen wollen, in erster Linie die Anforderung stellen, dass sie jede Geistesstörung als eine Krankheit anerkennen und nicht etwa einen Dämon als die Ursache der Störung wittern. In diesem Satze ist schon ausgesprochen, wie grosse Bedenken der Zulassung der geistlichen Orden zu der berufsmässigen Irrenpflege entgegenstehen, denn je strenggläubiger ein Christ ist, desto schwerer wird es ihm, von dem Glauben an die Besessenheit und die Nützlichkeit des Exorcismus abzuweichen.

Aber nicht nur eine richtige Auffassung von dem Wesen der Geisteskrankheiten muss von jedem Menschen verlangt werden, welcher sich mit der Behandlung Geisteskranker beschäftigen will, sondern auch eine gewisse natürliche Begabung. Jähzornige Naturen, welche sich kaum so weit beherrschen können, dass sie ein Schimpfwort, eine Beleidigung oder einen thätlichen Angriff nicht sofort erwidern, passen nicht zur Irrenpflege und sollten gar keinen Versuch machen, sich ihre Heissblütigkeit abzugewöhnen; es wird ihnen trotz aller Anstrengung doch früher oder später einmal vorkommen, dass sie sich nicht beherrschen können und sich zu Gewaltthätigkeiten oder groben Worten hinreissen lassen. An Geduld und Kaltblütigkeit kann Niemand in dem Verkehr mit Geisteskranken zu viel haben. Nur darf man nicht Stumpfsinn und Gleichgültigkeit mit Selbstbeherrschung und Geduld verwechseln.

Neben dieser weitreichenden Geduld muss nun in vielen Fällen, besonders bei der Behandlung von Hysterischen, eine gewisse Energie und ein hoher Grad von

Zähigkeit und Festigkeit vorhanden sein. Manche bisher ganz unerträgliche Hysterische wird ein leidlich lenksames und bis zu gewissem Grade sogar nützliches Mitglied der menschlichen Gesellschaft, wenn sie in eine Umgebung versetzt wird, bei der sie mit ihren Launen und Streichen nicht den geringsten Eindruck macht, sondern immer dieselbe freundliche aber eisern feste Behandlung erfährt. Weicht man einmal vor dem Trotz einer solchen Kranken zurück, so versucht sie immer wieder durch Drohungen, Selbstbeschädigungen und ähnliche Stücke aus der Rüstkammer der Hysterie ihren Willen durchzusetzen.

Sehr wichtig ist es, dass man den Kranken gegenüber die strengste Wahrheitsliebe zeigt. Im gemeinen Volke ist es ganz gebräuchlich, dass man Geisteskranken die abenteuerlichsten Dinge aufbindet und sich nicht im Geringsten scheut, sie in der gröbsten Weise zu belügen. Die meisten Kranken, welche in Anstalten gebracht werden, sind dahin durch complicirte Lügengewebe gelockt, die gewöhnlich ganz überflüssig sind. Dem Einen wird vorgespiegelt, die Anstalt sei ein grosses Wirthshaus, in dem er etwas zu trinken bekommen werde, dem Anderen, sie sei ein Bahnhof, dem Dritten will man dort zu einer passenden Braut verhelfen und so fort.

Ein weit verbreiteter Aberglaube ist ferner, man dürfe den Kranken nie sagen, dass man sie für krank halte, sondern müsse sie im Gegentheil stets für gesund erklären. Thut man dies, so kommt man gewöhnlich sehr rasch in eine schiefe Lage, indem man den Kranken in das Gesicht sagt, man halte sie für gesund, und sie doch zugleich als Kranke behandelt, also z. B. sie nicht dahin gehen lässt, wohin sie wollen.

Im Allgemeinen soll man den Grundsatz festhalten, gegen die Geisteskranken vollkommen ehrlich und aufrichtig zu sein. Dass man einem Paralytiker sein Schicksal nicht grob in das Gesicht sagt, ist ebenso selbstverständlich, wie die Rücksicht, die man gegen einen Krebskranken nimmt, indem man ihm die Wahrheit ganz oder theilweise verbirgt. Doch ist grade mit Paralytikern gewöhnlich ausserordentlich leicht umzugehen, sodass man mit ihnen kaum über ihre Krankheit und deren Prognose zu sprechen braucht, sondern gewöhnlich durch Ablenkung das Gespräch in unverfängliche Bahnen leiten kann. Auch wenn der getäuschte Kranke selbst nicht merken kann, dass er belogen wird, ist das Abweichen von der Wahrheit doch sehr nachtheilig, wenn Andere es beobachten, also z. B. in den Irrenanstalten; die Kranken verlieren alles Vertrauen zu einem Arzte, welchen sie ihre Leidensgefährten belügen sehen, und das Pflegepersonal ahmt das schlechte Beispiel mit Eifer nach.

Durch die Forderung voller Aufrichtigkeit gegen die Kranken ist zugleich das Eingehen auf ihre Wahnideen verurtheilt. Man hat früher wohl geglaubt, es liesse sich zuweilen dadurch etwas erreichen, dass man dem Kranken gegenüber irgend eine krankhafte Anschauung als richtig zugiebt, z. B. die hypochondrische Wahnidee, irgend ein Thier im Körper zu haben, und dann durch ein Taschenspielerkunststück den Kranken zu dem Glauben zu bringen sucht, das Thier sei nunmehr beseitigt[1]). Derartige Versuche haben nicht nur keine Aussicht auf

[1]) Vergl. z. B. Reil, Rhapsodieen. Halle 1803. S. 340 u. f. — Chiarugi, Deutsch von Meyer. Leipzig 1795. S. 285. — Leuret, Traitement moral. Paris 1840. S. 98 u. 99.

günstigen Erfolg, sondern sie werden in vielen Fällen grossen Nachtheil bringen.

Hierher gehört auch die Vorsicht, dass man die Kranken nie mit den Namen nennen soll, die sie sich in ihrer Krankheit beilegen. Dass es eine Rohheit ist, einen Paralytiker, der sich für einen König hält, mit Majestät anzureden, wird Jedem klar sein, denn das wäre eine offenbare Verhöhnung des unglücklichen Kranken. Es giebt aber andere Fälle, in denen es thatsächlich schwierig ist, mit den Kranken zu verkehren, weil sie ihre wirklichen Namen durchaus nicht hören wollen und durch deren Anwendung stets in heftige Erregung gerathen. Hier wird man sich oft damit helfen können, dass man den betreffenden Kranken überhaupt nicht direct mit einem Namen anredet.

Wenn nun das Eingehen auf die Wahnideen der Kranken schädlich und verwerflich ist, so hat andererseits eine directe Bekämpfung der krankhaften Anschauungen, etwa durch „Vernunftsgründe“, gar keine Aussicht auf Erfolg. Höchstens lässt sich durch derartige Quälereien zuweilen die Dissimulation von Wahnideen erzwingen, wie das Leuret[1]) und seinen Nachfolgern gelungen ist.

Sehr wichtig in der Behandlung aufgeregter Kranker ist die richtige Anwendung der Ablenkung. Die auffallendsten und doch sehr leicht errungenen Erfolge hat man bei Paralytikern und anderen schwachsinnigen, erregten Kranken. Es macht auf den Uneingeweihten einen verblüffenden Eindruck, wenn auf den Arzt, der die unruhige Abtheilung einer Anstalt betritt, ein Paralytiker

[1]) Du traitement moral de la folie. Paris 1840.

in höchster Erregung zustürzt und ihm ins Gesicht brüllt: „Augenblicklich lassen sie mich jetzt hinaus!“ Der Arzt antwortet mit liebenswürdigem Lächeln: „Aber heute tragen Sie eine schöne Cravatte!“ und die ganze Erregung ist in einigen Secunden vorüber. Nun muss man sich sehr hüten, diese plumpe Art der Ablenkung, die Blödsinnigen gegenüber ganz an ihrem Platze ist, bei allen Kranken anwenden zu wollen. Bei Wahnsinnigen z. B. würde man auf diese Weise schlechte Erfahrungen machen. Doch ist auch ihnen gegenüber eine geschickte Form, das Gespräch auf unbedenkliche Gebiete abzulenken, sehr häufig erfolgreich und die Gewandtheit in dieser Ablenkung ist ein nothwendiger Bestandtheil der Rüstkammer eines tüchtigen Irrenarztes.

Schliesslich wäre bei diesen allgemeinen Betrachtungen noch zu erörtern, wie weit man einen Geisteskranken für sein Handeln zur Rechenschaft ziehen darf, oder, anders ausgedrückt, ob oder wie weit man ihn für etwaige Vergehen und Unordnungen strafen darf und soll. Dass die Bestimmungen des Strafgesetzbuches auf die Handlungen Geisteskranker keine Anwendungen finden können, ist in unserem Jahrhundert allgemein anerkannt. Paragraph 51 des deutschen Reichs - Strafgesetzbuches lautet:

> „Eine strafbare Handlung ist nicht vorhanden, wenn der Thäter zur Zeit der Begehung der Handlung sich in einem Zustande von Bewusstlosigkeit oder krankhafter Störung der Geistesthätigkeit befand, durch welchen seine freie Willensbestimmung ausgeschlossen war.“

Ebenso steht es fest, dass jede sittliche Entrüstung

über die Worte und die Thaten eines Geisteskranken ungerechtfertigt ist.

Auf der anderen Seite wird Niemand bestreiten, dass viele Geisteskranke gar nicht zu behandeln sein würden, wenn man es als ganz gleichgültig ansehen wollte, ob sie sich einer gewissen Ordnung fügen, oder ob sie ihr widerstreben, wenn man sie also nicht bis zu gewissem Grade für ihre Handlungsweise verantwortlich machen wollte. Besonders in den Fällen chronischer Geistesstörung haben diese Erziehungsmittel eine grosse Bedeutung. In früheren Zeiten, als in der ganzen Irrenbehandlung nur geringe Spuren von humaner Gesinnung zu finden waren und religiös-moralische Betrachtungen die Grundlage für Besserungsversuche bildeten, pflegte man die Geisteskranken, die sich gegen die Ordnung auflehnten, mit den schärfsten Mitteln anzugreifen. Noch Autenrieth empfahl die Frauen, welche ihre Kleider nicht am Körper lassen wollten, mit Ruthenstreichen zur Ordnung zu gewöhnen. Ebenso glaubten Reil[1]) und Heinroth[2]) nicht ohne Schläge die Kranken behandeln zu können. Chiarugi, der seinen Zeitgenossen in dem Streben nach humaner Behandlung der Kranken weit voraus war, duldete zwar nicht, dass seine Pfleglinge von dem Wartpersonale geprügelt wurden, wagte aber nicht den Satz allgemein auszusprechen, dass bei der Behandlung Geisteskranker Schläge entbehrlich seien[3]).

---

[1]) Rhapsodieen. Halle 1803. S. 192, 196 u. f.

[2]) Lehrbuch der Störungen des Seelenlebens. Leipzig 1808. II. S. 115.

[3]) Vincenzo Chiarugi's Abhandlung über den Wahnsinn überhaupt und insbesondere. Leipzig 1795. S. 383.

Leuret setzte an die Stelle der Prügel die kalte Douche; für die Kranken bedeutete diese Aenderung kaum eine Verbesserung. Er verfocht die Anschauung, der Schmerz müsse bei der Behandlung der Geisteskranken ebenso angewendet werden, wie in der Erziehung der Kinder, denn zwischen Geisteskranken und Kindern beständen zahlreiche Analogien[1]).

Die Irrenärzte haben also bis tief in unser Jahrhundert hinein in der Anwendung von Strafmitteln schwer gesündigt und die moderne Irrenpflege hat alle Ursache, diese Fehler früherer Zeiten nach Kräften wieder gut zu machen. Doch wird man, wenn man in dieser Richtung noch so weit gehen will, doch zugeben müssen, dass die Verabreichung von Bier, Wein und Tabak, die Erlaubniss zur Theilnahme an Spaziergängen und Vergnügungen und ähnliche Vergünstigungen als Belohnung für fleissige Arbeit und ordentliches Betragen im Interesse der Kranken selbst ganz unentbehrlich sind. Daraus folgt dann unmittelbar, dass man durch Entziehung dieser Wohlthaten gewissermaassen Strafen ausüben muss, wenn das Verhalten der Kranken schlechter wird. Neben diesen mildesten Disciplinarmitteln, die auch vom allerstrengsten Standpunkte aus nicht beanstandet werden können, wird man nun noch die vorübergehende Isolirung, also nach der Auffassung der Kranken die Einsperrung zur Strafe, in einzelnen Fällen von heftiger Erregung mit Neigung zu Gewaltthätigkeiten nicht ganz entbehren können. Mit diesen geringen Mitteln, zu denen sich dann in den Irrenanstalten noch ganz von selbst die Versetzung in eine un-

[1]) Leuret, Du traitement moral de la folie. Paris 1840. p. 157.

ruhigere Abtheilung (in eine „schlechtere“ Abtheilung pflegen die Kranken zu sagen) gesellt, wird man nach meiner Ueberzeugung stets auskommen, ganz seltene Fälle, von denen später die Rede sein wird, ausgenommen. Einzelne Psychiater sind freilich auch heute noch der Ansicht, dass die kalten Douchen, die Entziehung einzelner Mahlzeiten oder wohl gar die Anwendung von mechanischer Beschränkung unentbehrliche Disciplinarmittel seien, ich halte sie jedoch für überflüssig.

Es scheint mir vielmehr, dass da, wo man mit der Entziehung von Vergünstigungen als Disciplinarmittel nicht auskommt, eben diese Belohnungen für gutes Betragen nicht in hinreichender Weise ausgebildet sind. Wo man die Kranken nicht spaziren gehen lässt und ihnen andere Vergnügungen nur etwa ein- oder zweimal im Jahre macht, wo man mit der Verabreichung von Bier, Tabak uud anderen Genussmitteln an enge Grenzen gebunden ist, da lässt sich natürlich mit der Bewilligung und der Entziehung dieser Dinge nicht viel ausrichten.

Wichtig ist es, stets auch nach Aussen deutlich hervortreten zu lassen, dass man die Handlungen oder Unterlassungen der Kranken nicht als strafwürdige Vergehen auffast, sondern dass man die Disciplinarmittel ohne jede sittliche Entrüstung wie andere therapeutische Maassnahmen anwendet.

III.
Die Irrenanstalt.

Nachdem wir in kurzen Zügen das Verhalten gegen Geisteskranke im Allgemeinen geschildert haben, kommen wir nun zur Betrachtung derjenigen Institute, welche sich die Heilung und die Pflege von Geisteskranken zum Ziele setzen.

Hier ist zunächst die historische Bemerkung nothwendig, dass bis gegen das Ende des achtzehnten Jahrhunderts die Irrenanstalten ausschliesslich den Zweck hatten, die Geisteskranken sicher zu verwahren, damit sie nicht schädlich oder lästig werden könnten. Sie bildeten also eine Wohlthat für die Gesunden, nicht aber für die Kranken. Jetzt dagegen ist der Zweck der Irrenanstalten, das Unglück der Geisteskranken zu lindern, sie möglichst gut zu verpflegen und, falls dies erreichbar ist, zu heilen. Nebenbei erfüllen die Anstalten dann auch noch den Zweck, den sie früher allein im Auge hatten, nämlich die Menschheit vor der Beschädigung und Belästigung der Kranken zu schützen. Dazu kommt noch der Nutzen, den die Anstalten stiften, indem sie die Fortpflanzung der Geisteskranken und die Vererbung ihrer kranken Anlagen vermindern.

Man muss verschiedene Arten von Irrenanstalten unterscheiden, nach ihrer Lage, nach dem Zweck, den sie verfolgen, und nach den Kranken, welche sie behandeln.

Die Anstalten in den grösseren Städten und in deren unmittelbarer Nähe werden wegen des theueren Bodens, auf dem sie stehen, gewöhnlich nur von verhältnissmässig geringer Ausdehnung sein, haben dagegen den Vorzug, von der betreffenden Stadt rasch erreichbar zu sein. Sie sind also in Bezug auf die rasche Aufnahme frisch Erkrankter im Vortheil, haben aber den Nachtheil, dass sie wegen des beschränkten Raumes nicht diejenigen Vorrichtungen besitzen können, welche zur dauernden Behandlung chronisch Geisteskranker nützlich sind. Die Anstalten in den Städten, die „Stadtasyle“ [1]), werden also vorwiegend zur Aufnahme frischer Fälle dienen und diejenigen Kranken, welche einer langen Behandlung und Pflege bedürfen und sich mit Garten- und Feld-Arbeit beschäftigen können, zum grösseren Theile in andere Anstalten abgeben. Da man nicht in jeder Stadt eine Irrenanstalt einrichten kann, so hat man vielfach den Ausweg gewählt, an die gewöhnlichen Krankenhäuser eine kleine Abtheilung anzuhängen, in welcher frische Fälle von Geistesstörung eine vorläufige Aufnahme finden. Diese Einrichtung ist sehr nützlich und gut, vorausgesetzt, dass die Räume zweckmässig eingerichtet sind, also ungefähr den später zu besprechenden Aufnahme-Abtheilungen der Irrenanstalten entsprechen, dass ein geschultes Pflegepersonal vorhanden ist, und die Aerzte des Krankenhauses einige Erfahrung in der Behandlung von Geisteskranken haben.

Die Grösse einer Irrenanstalt wird je nach dem Zwecke, den sie verfolgt, verschieden sein müssen. Anstalten in Städten, welche vor Allem die rasche Aufnahme der Erkrankten ermöglichen sollen, aber nicht für die dauernde Verpflegung chronisch Kranker eingerichtet sind, werden nur eine geringe Anzahl, Griesinger schlägt

[1]) Griesinger, Archiv für Psychiatrie. Bd. 1. 1868. S. 8.

vor[1]) 60 bis 150, aufnehmen. Die auf dem Lande gelegenen Irrenanstalten sind wohlfeiler, wenn sie für eine grosse Zahl von Kranken eingerichtet werden, weil die Grösse der Verwaltungskosten nicht in demselben Maasse zunimmt wie die Zahl der Kranken. Dagegen wird durch allzu grosse Anstalten die Entfernung, aus welcher die Kranken herbeigeschafft werden, zu gross und dem Direktor wird es unmöglich die Anstalt zu übersehen und die einzelnen Kranken zu kennen.

Neben der geringeren Kostspieligkeit der grossen Anstalten spricht zu ihren Gunsten die Möglichkeit, die Kranken in passendere Gruppen einzutheilen und in die verschiedenen Abtheilungen zu bringen. Auch der Dienst des Wachpersonals regelt sich einfacher bei einer grossen Zahl von Pflegern. Ebenso ist für zwei oder drei Aerzte der Dienst viel schwieriger zu regeln, als für fünf oder sechs.

Von den meisten deutschen Irrenärzten wird als die zweckmässigste Krankenzahl für eine ländliche Anstalt etwa 500 bis 600 angenommen.

Eine besondere Abart der Stadtasyle bilden die Kliniken. Hier verlangt der Zweck des akademischen Unterrichtes die erste Rücksicht. Es muss daher dem Leiter einer psychiatrischen Klinik frei stehen, von dem frisch aufgenommenen Materiale zu behalten, was er für die klinische Lehrthätigkeit braucht, alles Andere dagegen abzuschieben, wie es ihm beliebt.

Die grossen Irrenanstalten, deren Zweck vorwiegend die Pflege chronischer Fälle ist, liegen besser auf dem Lande, als in unmittelbarer Nähe grosser Städte, denn

---

[1]) Archiv für Psychiatrie, Bd. 1. S. 15.

dort kann die Behandlung der Kranken durchgehends eine freiere, also bessere, sein. Dagegen entstehen aus der zu grossen Entfernung von einem grösseren Orte ebenfalls viele Schwierigkeiten. Alle Reparaturen, soweit sie nicht von den in der Anstalt angestellten Handwerkern ausgeführt werden können, erfordern viel Zeit und verhältnismässig viel Geld, eine Menge von Kleinigkeiten, die man zuweilen rasch braucht, sind schwer zu beschaffen, die Beamten und Bediensteten leiden sehr darunter, dass sie die für ihren Haushalt nöthigen Dinge nicht bekommen, dass sie ihre Kinder nicht in passende Schulen schicken können u. s. w.

Für die vorwiegend zur Pflege bestimmten, ländlichen Anstalten ist es ein grosser Vorzug, wenn sie nur Kranke von einem Geschlechte aufnehmen. Durch das Zusammentreffen männlicher und weiblicher Kranker entstehen viele Schwierigkeiten, welche einer freieren Behandlung Grenzen setzen. Die Besorgniss, dass man in einer Anstalt mit nur männlichen Kranken Schwierigkeit finden würde, die Küchenarbeit, die Wäsche, die Flickereien und ähnliche Arbeiten besorgen zu lassen, ist ganz unbegründet, da die Männer all diese Arbeiten sehr schön und ordentlich verrichten, würde übrigens auch ein unerheblicher Einwand sein. Für die jungen Assistenzärzte ist es allerdings wünschenswerth, dass sie Kranke von beiden Geschlechtern behandeln lernen, sie müssen dann eben mehrmals von einer Anstalt zur anderen wechseln. Die Anstalten sind nicht für die Aerzte vorhanden, sondern die Aerzte für die Anstalten. Leider sind die Irrenanstalten für nur ein Geschlecht in Deutschland fast unbekannt.

Es liegt nicht in der Aufgabe dieser Arbeit, über den zweckmässigsten Bauplan für eine Irrenanstalt zu sprechen. Es sei hier nur kurz darauf hingewiesen, dass man bei den Irrenanstalten wie bei den übrigen Krankenhäusern zwei Systeme anwendet: das Corridor- und das Pavillon- System. Welches von beiden in dem einzelnen Fall den Vorzug verdient, kommt auf die näheren Umstände an. Im Allgemeinen findet das Pavillon-System, wenigstens für die ländlichen Anstalten, häufigere Anwendung, während in den Stadtasylen gewöhnlich, schon wegen des engeren zur Verfügung stehenden Raumes, das Corridorsystem den Vorzug verdient. Sehr häufig empfiehlt sich ein Gemisch beider Systeme, sodass die Hauptabtheilung mit der Aufnahme-Station im Corridorsystem gebaut wird, während sich einzelne Pavillons für Reconvalescenten, für sehr Unruhige u. s. w. in passender Entfernung anschliessen.

Gärten sind für jede Irrenanstalt, und sei sie noch so klein und noch so sehr inmitten einer Grossstadt gelegen, ein ganz unabweisbares Bedürfniss. Jeder Garten muss von der Abtheilung, für die er bestimmt ist, leicht und bequem zu erreichen sein. Bei der Anpflanzung der Gärten ist zu beachten, dass hinreichend schattige Plätze entstehen, und dass der Garten nicht gar zu schwer zu übersehen ist. Es eignen sich also englische Anlagen mit Rasenplätzen und vielen Bäumen, aber wenig Gebüsch am meisten für Irrenanstalten. Je unruhiger und je mehr der Ueberwachung bedürftig die Kranken sind, welche einen Garten benutzen sollen, desto mehr sollte das Gebüsch zurücktreten. Auf den Rasen ist besondere Sorgfalt zu verwenden. Lässt man ihn in den Gärten für Unruhige zu Grunde gehen, so entstehen hässliche, mit Bäumen bestandene Höfe, die nicht mehr den Namen Garten verdienen. Die Blumen können in den Gärten für Ruhige ganz ebenso gezogen werden, wie in den Gärten für Gesunde. In den Anlagen für Unruhige beschränkt man sich am besten darauf, nur einige Beete mit rasch wachsenden Sommerblumen anzulegen, die sich ohne Schwierigkeit ersetzen lasssen, wenn sie Schaden gelitten haben, denn oft werden diese Blumenpflanzungen zerstört, besonders von den weiblichen Kranken. Obstbäume geben zu vielem Aergerniss Anlass und sind deshalb ganz, oder wenigstens in den Gärten für unruhige Kranke, zu vermeiden. Den meisten Kranken macht es viele Freude, wenn in den Gärten Behälter mit Kaninchen, Meerschweinchen oder anderen Thieren oder grosse Vogelkäfige angebracht werden. Auch für die Hegung der frei lebenden Vögel ist durch die Anlage von Futterplätzen im Winter, von Nistkästen und durch Fernhalten von Raubthieren Sorge zu tragen. Die Vögel in den Anstaltsgärten werden dann sehr zahm, lassen sich von den Kranken füttern und gewähren ihnen viele Freude. Auch Mäuse und sogar Steinmarder habe ich von den Kranken in Anstalten füttern und hegen sehen, was man allerdings auf die Dauer nicht wohl dulden kann.

Neben diesen Gärten, die den Kranken zu Spaziergängen dienen, braucht man in grossen Anstalten andere, in welchen sich die Kranken mit Gartenarbeit, besonders Gemüsebau, beschäftigen können. Noch weiter geht man in denjenigen Anstalten, welche grosse Ländereien besitzen und Ackerbau treiben.

Es steht ausser Zweifel, dass der Ackerbau die

passendste Beschäftigung sowohl für chronisch Geisteskranke als auch für Reconvalescenten bildet. Abgesehen von der Thatsache, dass durch die ländlichen Beschäftigungen ein weit grösserer Theil aller Kranken ihrer früheren Thätigkeit wieder zugeführt wird, als dies bei irgend einer anderen Arbeit der Fall ist, so ist auch der Ackerbau an sich die günstigste Beschäftigung für Geisteskranke. Die grosse Mannigfaltigkeit der Beschäftigung, die beständige Bewegung im Freien, die mässige Anspannung der geistigen Kräfte, welche die Ausübung des Landbaues erfordert, die Freude an dem Gedeihen der Feldfrüchte und des Viehes, ohne dabei die Sorge und den Aerger bei etwaigen Misserfolgen zu haben, wirken dahin zusammen, dass der Ackerbau einen merkwürdig heilsamen Einfluss auf den geistigen und körperlichen Zustand der Kranken ausübt. Es ist eine grosse Freude zu beobachten, wie zum Beispiel ein Kranker, der aus einer schweren acuten Störung mit bedeutenden Defekten hervorgegangen ist und durchaus blödsinnig geworden zu sein scheint, sich mit allmählich zunehmendem Eifer an den ländlichen Arbeiten betheiligt und Interesse an dem Erfolge seiner Mühe gewinnt.

Die Ackerbau treibenden Anstalten sind entweder Anhängsel an gewöhnliche Anstalten, wie z. B. die älteste deutsche Ackerbaucolonie Einum zu der Irrenanstalt Hildesheim gehört, oder sie bilden selbständige Anstalten und bedürfen dann natürlich grösserer Abtheilungen, in denen von Ackerbau ebenso wenig die Rede ist, wie in einer städtischen Anstalt. Es liegt auf der Hand, dass die landwirthschaftliche Beschäftigung für männliche Anstalten viel besser passt als für weibliche.

Von der freien Behandlung, die man den auf dem Felde arbeitenden Kranken gewährt, ist man noch einen Schritt weiter gegangen und hat die Irren geradezu in den Häusern der Bauern wohnen lassen, sodass diese Bauern also die Stelle des Pflegepersonals vertreten. Diese Art der Irrenversorgung ist nur in Gegenden empfehlenswerth, in denen die Bauern wohlhabend und gutmüthig sind. Ferner müssen die Kranken sorgfältig ausgewählt werden; Paralytiker, Epileptiker, erregte, unreine und körperlicher Pflege bedürftige Kranke sind nur unter besonders günstigen Verhältnissen für die Familienpflege geeignet. Auch muss die Aufsicht der Aerzte eine sehr sorgfältige sein. Wenn diese Vorsichtsmassregeln befolgt werden, so lassen sich allerdings mit der Familienpflege merkwürdige Erfolge erzielen, wie das zum Beispiel in Ilten bei Hannover geschieht. Es ist ein überraschender Anblick, zu sehen, wie zufrieden viele Kranke sind, wenn ihnen eine kleine Beschäftigung, zum Beispiel die Wartung eines Kindes oder die Pflege des Federviehes, anvertraut wird.

Wenn von Familienpflege die Rede ist, so denken die meisten Psychiater zunächst an Gheel. Wer jedoch die dortigen Zustände mit kritischen Augen angesehen hat, der wird Gheel nicht als nachahmenswerthes Muster gelten lassen können. Die dortige, für frische Aufnahmen bestimmte Centralanstalt ist zu klein, das ärztliche Personal an Zahl unzureichend, den Pflegern wird zu viel Freiheit und Willkür gelassen, wie sie die Kranken behandeln wollen, und die dortige Bevölkerung scheint mir durch ihren Aberglauben und ihre langjährige Gewöhnung an die Anwendung von Zwangsmitteln für die Irrenpflege ungeeignet zu sein. Immerhin ist es staunenswerth, wie grosse Verbesserungen dort in den letzten Jahren durch die Umsicht und Thatkraft des jetzigen Direktors eingeführt sind.

In neuerer Zeit hat man die Familienpflege nicht nur auf dem Lande, sondern sogar in Berlin zur Anwendung gebracht, und zwar mit günstigem Erfolge[1]). Die freiesten Formen der Familienpflege gehören wohl schon in das Capitel von der Fürsorge für ungeheilte Kranke nach ihrer Entlassung aus der Anstalt, das uns später beschäftigen wird.

IV.

Die verschiedenen Abtheilungen der Irrenanstalt.

Jede Irrenanstalt muss in verschiedene Abtheilungen eingetheilt sein. Gewöhnlich unterscheidet man Abtheilungen für Ruhige, Unruhige, Ueberwachungsbedürftige, Unreinliche und körperlich Kranke. Damit soll durchaus nicht gesagt sein, dass eine grosse Anstalt nur fünf von einander getrennte Abtheilungen brauche, während dagegen in kleinen Anstalten die Zahl der Abtheilungen noch verringert werden kann, indem man zum Beispiel Ueberwachungsbedürftige und körperlich Kranke zusammenlegt.

---

[1]) Bothe, Die familiare Verpflegung Geisteskranker der Irrenanstalt der Stadt Berlin zu Dalldorf in den Jahren 1885—1893. Berlin 1893.

Betrachten wir die einzelnen Abtheilungen und ihre besonderen Einrichtungen der Reihe nach, zunächst also die Abtheilung für Ruhige.

Wenn man einen Menschen, der nie eine Irrenanstalt gesehen hat, durch eine wohleingerichtete „ruhige Abtheilung“ führt, so findet er nicht das geringste Anzeichen dafür, dass diese Räume für den Aufenthalt von Geisteskranken bestimmt sind. Man würde nun aber einen sehr grossen Fehler machen, wenn man jeden beliebigen Wohnraum für geeignet halten wollte, als „ruhige Abtheilung“ einer Anstalt zu dienen. Die Kunst besteht eben darin, dass man bei dem Bau und der Einrichtung einer Anstalt eine Menge von Dingen beachtet, welche zur Erleichterung der Krankenpflege und Sicherheit der Anstalt dienen, ohne doch irgendwie auffällig zu sein. Hierher gehört vor Allem der Grundsatz, dass die Räume so übersichtlich sein sollen, wie nur irgend möglich. Alles Winkelwerk und alle schlecht beleuchteten Ecken müssen vermieden werden. Eine Abtheilung, welche aus einem grossen Corridor, einem Saal, der als Tagesraum dient, und aus einem oder mehreren Schlafsälen besteht, muss so gebaut sein, dass eine Person alle bei Tage benutzten Räume bequem zu gleicher Zeit von einem Punkt aus übersehen kann. Es ist klar, dass dieser Punkt auf der Schwelle der Thüre liegt, welche von dem Corridor in den Tagesraum führt. Auf diese Weise wird es möglich, dass die genaueste Beaufsichtigung der ganzen Abtheilung im Nothfalle für einige Zeit durch eine einzige Person besorgt werden kann.

In ähnlicher Weise lassen sich viele Sicherheitsmassregeln in ganz unauffälliger Weise anbringen. Auch bei dem Hausgeräthe ist das der Fall. Die Messer, welche beim Essen benutzt werden, sollen zwar stets so scharf sein, dass man weich gekochtes Fleisch ohne Schwierigkeit schneiden kann, doch trotzdem so stumpf, dass es unmöglich sein würde, mit ihnen durch einen Schnitt bis an die Arteria radialis vorzudringen. Die meisten Menschen sind an stumpfe Messer gewöhnt und finden deshalb die absichtlich in geringer Schärfe gehaltenen Messer der Anstalten gar nicht auffallend. Die Schneide eines Messers ist nicht so gefährlich als seine Spitze. Kein Kranker, mit Ausnahme der Handwerker und Gartenarbeiter, braucht ein spitzes Messer zu haben. Die Gabeln sollen nicht aus Stahl sein, sondern aus einer dem Silber ähnlichen, verhältnissmässig weichen Metallmischung.

Bilder und Spiegel sollen nicht zu niedrig an den Wänden hängen und nur dadurch abzunehmen sein, dass man sie fast horizontal stellt. Man erreicht das sehr einfach, indem man die Oeffnung in der zum Aufhängen dienenden Oese niedriger macht, als den senkrechten Theil des Hakens, an dem das Bild hängt. Falls Gasbeleuchtung angewendet wird, sollen die Lampen so hoch angebracht sein, dass sie von einer auf dem Fussboden stehenden Person nicht erreicht werden können. Die Oefen dürfen nicht so heiss werden, dass man sich an ihnen Brandwunden zuziehen kann. Die Möbel seien nicht schwerfällig, aber fest gearbeitet, mit abgerundeten Ecken und ohne scharfe Kanten. Diese und viele ähnliche Vorkehrungen lassen sich anbringen, ohne dass die Räume dadurch im Geringsten ihren Zweck, Geisteskranken zum Aufenthalt zu dienen, erkennen lassen. Sie ermöglichen es oft, Kranke in den ruhigen Abtheilungen zu verpflegen, die ohne diese unauffälligen Vorsichtsmassregeln in andere Abtheilungen versetzt werden müssten. Es ist aber stets danach zu streben einer möglichst grossen Zahl von Kranken die Wohlthat zukommen zu lassen, Räume zu bewohnen, die durchaus den Eindruck von gewöhnlichen, behaglich eingerichteten Zimmern und Sälen machen.

Wenn die Wichtigkeit der Uebersichtlichkeit betont wurde, so soll damit nicht gesagt sein, dass nicht auch solche Abtheilungen für ruhige Kranke sehr verwendbar sein können, welche absichtlich so eingerichtet sind, dass sie nicht übersehen werden können. Viele Kranke fühlen sich in grossen, weiten Räumen stets unbehaglich, wohnen dagegen sehr gern in kleineren, abgetrennten Zimmern. Abtheilungen, die aus vielen einzelnen Zimmern bestehen, sind deshalb meistens die beliebtesten. In solchen Räumen ist aber eine beständige Beaufsichtigung nur möglich, wenn die Zahl der Wärter eine verhältnissmässig sehr grosse ist. Verfügt man über eine geringe Zahl von Wartpersonal, wie es in den öffentlichen Anstalten in der unteren Verpflegungsklasse stets der Fall ist, so kann man in den unübersichtlichen Abtheilungen nur solche Kranke wohnen lassen, die nur geringer Beaufsichtigung bedürfen.

Sehr wichtig ist es, durch eine bis in die kleinsten Einzelheiten geschmackvolle und behagliche Ausstattung jedem von Geisteskranken bewohnten Raume ein freundliches und wohnliches Aussehen zu geben. In den Abtheilungen für Ruhige kann man in dieser Beziehung ohne Schwierigkeiten sehr weit gehen. Bilder und andere Ausschmückungen an den Wänden, zahlreiche lebende

Gewächse in Blumentöpfen, Vögel und andere Thiere in Käfigen, Aquarien und dergleichen müssen die Räume der „ruhigen Abtheilung“ verschönern und den Kranken Anregung geben. Dass hin und wieder ein Blumentopf zerbrochen wird, darf nicht abschrecken. In der behaglichen Ausstattung der Krankenräume können die deutschen Anstalten von den englischen noch viel lernen.

In den Abtheilungen für Unruhige braucht man grössere Vorkehrungen zur Verhütung von Unglücksfällen. Die Möbel müssen sehr fest gearbeitet sein und werden, wenn man ganz sicher gehen will, mit dem Fussboden durch Schrauben verbunden. Sie brauchen deshalb durchaus nicht plump und roh gearbeitet zu sein, es ist im Gegentheil bei ihnen auf eine gefällige Form besonderes Gewicht zu legen. Fenstervorhänge und Bilder sollten in keiner Abtheilung fehlen, nur müssen sie so hoch angebracht werden, dass sie den unruhigen Kranken schwer erreichbar sind. Die Verschlüsse an Fenstern und Gaslampen, an Ventilationen, Wasserleitungen und Heizungsvorrichtungen sind so herzustellen. dass sie durch die Kranken nicht geöffnet werden können, sondern nur von dem Pflegepersonal mit einem Schlüssel.

Einen wesentlichen Bestandtheil der unruhigen Abtheilung bilden die Isolirzimmer. Bei der Durchführung der Behandlung ohne mechanische Zwangsmittel bekamen diese Zimmer eine sehr grosse Bedeutung. Wenn ein erregter Kranker seine Gefährten in gewaltthätiger Weise angreift und von diesem Treiben sich nicht ablenken lässt, so ist das nächstliegende Mittel, ihn von den anderen Kranken zu trennen, also ihn zu isoliren. Jede dauernde Isolirung bringt nun für den Kranken grosse Gefahren mit sich. Chronisch Geisteskranke, die sich im höchsten Grade unordentlich halten, mit ihren Excrementen spielen und schmieren, nur mit den Händen essen, sind wohl stets Kunstproducte einer dauernd angewendeten Isolirung. Seitdem man diese Thatsache eingesehen hat und bei der Anwendung der Isolirung vorsichtig geworden ist, kommen die eben geschilderten verwahrlosten und verwilderten Kranken kaum noch vor. Bei Nacht wird man alle diejenigen Kranken in Einzelzimmern schlafen lassen, welche einer besonderen Bewachung nicht bedürfen, aber durch nächtliche Unruhe in den gemeinsamen Schlafräumen stören würden.

Die Einrichtung der Isolirzimmer ist ein Punkt, über den die Ansichten sehr auseinander gehen[1]). Ich glaube, man würde sich über diese Frage leichter einigen, wenn man von dem Grundsatze ausginge, dass man für verschiedene Zwecke auch verschieden eingerichtete Räume braucht, und dass es nicht angeht, in einer Irrenanstalt alle Einzelzimmer nach demselben Schema zu bauen. Ein Kranker, welcher Nachts laut spricht und dadurch seine Schlafgenossen belästigt, sich sonst aber geordnet benimmt, braucht ein anderes Zimmer als ein solcher, welcher gegen seine Umgebung gewaltthätig ist und Alles zu zerstören sucht. Man soll auch hier den Grundsatz verfolgen, dass man die Isolirzimmer einem gewöhnlichen Wohn- oder Schlafzimmer ähnlich macht und nur so weit davon abweicht, als es in dem einzelnen Fall der Zustand des Kranken erfordert.

---

[1]) Kreuser, Allgem. Ztschr. für Psychiatrie. Bd. 50 S. 208.

Es wird also eine Anzahl von Isolirzimmern sich nicht merklich von einem gewöhnlichen Schlafzimmer unterscheiden, wie man sie ausserhalb der Anstalt hat.

Anders ist es mit den Zimmern, die zur Aufnahme von sehr erregten und zerstörungssüchtigen Kranken bestimmt sind. Solche Zimmer müssen vor Allem in jeder Beziehung fest gebaut sein. Die Mauern, der Fussboden und die Thüre müssen für die Kranken durchaus unzerstörbar sein. Der Maueranstrich sei sehr fest und glatt. Alle Vorsprünge, Kanten, Furchen und Unebenheiten sind zu vermeiden. Die Thüre soll bei den meisten Zimmern nach aussen geöffnet werden, doch ist es zweckmässig auch ein oder zwei Zimmer zu haben, bei denen die Thüre nach innen geht. Der Verschluss erfolge durch drei Schlösser, da der Riegel nur eines Schlosses, auch wenn er sehr stark ist, nicht sicher genug einem dauernden Schlagen oder Stossen gegen die Thüre Widerstand leistet. Dabei ist zu bedenken, dass die Festigkeit eines Schlosses nicht von der Grösse des Schlüssels abhängt, sondern dass ein zierlicher, sieben bis acht Centimeter langer Schlüssel sehr wohl geeignet sein kann, das festeste Schloss zu schliessen. In den meisten, aber nicht in allen, Zimmerthüren sollen kleine, durch sehr dicke Glasplatten geschlossene Oeffnungen angebracht sein, durch welche man den isolirten Kranken beobachten kann, ohne die Thüre zu öffnen. An einigen wenigen Zimmern bringe man neben der Thüre ein kleines Fenster an, das aber nicht durch Glas, sondern durch eine starke Klappe aus Holz oder Eisenblech verschlossen wird. Es dient dazu, um im Nothfalle besonders gewaltthätigen Kranken, die sehr heftig zur Thüre hinaus drängen, das Essen zu reichen und überhaupt ein zu häufiges Oeffnen der Thüre zu vermeiden.

Eine besondere Schwierigkeit besteht darin, passende Fenster in den Isolirräumen der unruhigen Kranken anzubringen[1]). Wollte man die Fenster wie in gewöhnlichen Zimmern einrichten, so würde man sehr viele zerbrochene Scheiben und dadurch entstandene Verletzungen haben. Fällt man aber in das andere Extrem und bringt überall Oberlicht oder durch ihre Höhe in der Wand für den Kranken unerreichbare Fenster an, so erhalten die Zimmer etwas sehr Unfreundliches, Kerkerartiges, das bei vielen Kranken Anstoss erregt. Das Richtige liegt auch hier darin, dass man zu verschiedenen Zwecken verschiedene Mittel anwendet. Die Mehrzahl der Isolirzimmer wird man mit grossen, tief herunterreichenden Fenstern versehen, welche die Aussicht in den Garten gestatten. Im Nothfalle können diese Fenster durch einen an ihrer Innenseite angebrachten starken Laden aus Holz oder dickem Eisenblech geschützt werden. Damit das Zimmer nicht ganz finster wird, müssen diese Läden durchlöchert sein. Die Löcher werden entweder in einer für den Kranken unerreichbaren Höhe angebracht, oder sie müssen sehr eng sein. Die Läden werden, wenn sie zurückgeschlagen sind, durch einen Schlüssel befestigt, damit sie nicht vom Kranken losgemacht werden können. Selbstverständlich werden sie auch im geschlossenen Zustand durch einen Schlüssel verwahrt.

Die von Paetz[2]) angegebenen, in Alt-Scherbitz ge-

---

[1]) Ludwig, Allgem. Ztschr. für Psychiatrie. Bd. 36. S. 476.
[2]) Allgem. Ztschr. für Psychiatrie. Bd. 48. S. 639.

bräuchlichen Fenster für Isolirzimmer gestatten auch das Oeffnen einzelner Scheiben, verlassen sich aber ganz auf die Unzerstörbarkeit der dicken Hartglas-Scheiben. Andere verwenden zum Schutz der Scheiben ein innen angebrachtes Drahtnetz [1]).

Die Bettstelle in den Zimmern für Unruhige bestehe aus sehr starkem Eichenholz mit sorgfältig abgerundeten Kanten und Ecken. Für die Allerunruhigsten braucht man jedoch Zimmer ohne Bettstatt, in denen also Strohsäcke und Matratzen unmittelbar auf den Fussboden gelegt werden.

In einzelnen Irrenanstalten spielen die „festen Nachtstühle" eine grosse Rolle. Sie sind nicht nur überflüssig, sondern gradezu nachtheilig.

In früheren Zeiten, als die Isolirung als ein Mittel galt, störende Kranke dauernd zu entfernen, musste man auf Mittel sinnen, die Einzelzimmer so einzurichten, dass die Kranken lange Zeit darin sein konnten, ohne dass man sich um sie zu kümmern brauchte. Jetzt geht man von der Voraussetzung aus, dass jede Isolirung bei Tage nur ein Nothbehelf ist, den man so selten wie möglich und nur kurze Zeit anwendet, dass ein isolirter Kranker unter beständiger Beobachtung stehen muss und dass deshalb keinerlei Vorkehrungen wünschenswerth sind, die dem Pflegepersonal die Ausserachtlassung des Kranken erleichtern. Es kann daher, wenn das Wartpersonal seine Pflicht thut, nicht vorkommen, dass ein isolirter Kranker nicht auf den Abort geführt wird, wenn er es verlangt,

---

[1]) Peveling, Allgem. Zeitschrift für Psychiatrie. Bd. 52. S. 1035.

oder dass ein unreinlicher Kranker längere Zeit unter den Folgen seiner Unreinlichkeit zu leiden hätte.

Diejenigen Kranken, welche dazu neigen, mit Koth zu schmieren, sollen, wenn es sich irgend durchführen lässt, niemals isolirt werden. Wenn in einer Irrenanstalt das „Schmieren“ zu den häufigen und regulären Erscheinungen gehört, so liegt der Verdacht nahe, dass es sich um ein durch zu häufige und dauernde Isolirung und mangelhafte Beaufsichtigung hervorgerufenes Kunstproduct handelt. Ist man jedoch gezwungen, solche Kranke — etwa bei Nacht — zu isoliren, so braucht man für sie Zimmer, in denen möglichst alle Ritzen und Unebenheiten vermieden sind, also Räume mit möglichst unerreichbaren Fenstern, ohne Bettstelle und mit vollkommen glattem Anstrich der Wände. In dieser Beziehung bewähren sich die Emailfarben am besten.

Es kommt vor, dass Kranke in höchster motorischer Erregung sich beständig hin und her werfen, ihren Körper in der rücksichtslosesten Weise überall anstossen und sich dadurch viele, zuweilen auch recht ernste, Verletzungen zufügen. Zur Behandlung solcher Fälle hat man Polsterzimmer[1]) hergestellt, d. h. Isolir-Räume, in denen Wände und Fussboden durch Matratzen mit wasserdichtem Ueberzug gebildet werden. Die Fälle, in denen man schwer ohne Polsterzimmer fertig wird, sind sehr selten und man kann es daher in kleineren Anstalten ruhig wagen, die kostspielige Anlage fortzulassen. Auch wenn man ein Polsterzimmer zur Verfügung hat, wende

---

[1]) Schlager, Allgem. Ztschr. für Psychiatrie. Bd. 39. S. 321. — Fischer, daselbst. Bd. 40. S. 880.

man es nur dann an, wenn man sich wirklich nicht anders zu helfen weiss. Beschädigungen der Polster sind schwer zu flicken und Verunreinigungen müssen mit einem grossen Aufwand von Zeit und Arbeit aufs Gründlichste entfernt werden.

Es ist eigentlich selbstverständlich, dass ein isolirter Kranker der Beobachtung ebenso dringend bedarf wie jeder andere. Da jedoch früher in dieser Beziehung viel gefehlt worden ist, so sei ausdrücklich auf diese Nothwendigkeit aufmerksam gemacht. Wenn gesagt wird[1]:

„Wir verstehen unter Isoliren die Ueberführung des aufgeregten Kranken in einen Raum, in dem er sich allein, ohne resp. ohne genügende Beaufsichtigung befindet und in dem er weder störend wirken, noch sich und seiner Umgebung Schaden zufügen kann", so muss die Frage „Sollen wir isoliren?" selbstredend mit einem sehr entschiedenen „Nein!" beantwortet werden.

Aus dem richtigen Bestreben, die Isolirungen möglichst selten anzuwenden, ist man weiter gegangen bis zur grundsätzlichen Verwerfung jeder Isolirung und damit bis zur Abschaffung aller Isolirräume[2]. Dieses Verfahren scheint mir nur unter besonders günstigen Umständen ohne Schädigung der Kranken durchführbar zu sein. Die Frage wird uns später noch beschäftigen.

Für die Kranken, welche zur Unreinlichkeit neigen, hat man besondere Abtheilungen; nicht weil für sie, wie für die Unruhigen, besondere Vorrichtungen nothwendig

---

[1] Wattenberg, Allgem. Ztschr. für Psychiatrie. Bd. 52. S. 928.

[2] Scholz, Allgem. Ztschr. f. Psychiatrie. Bd. 50. S. 690.

wären, sondern weil sie einer besonderen Art der Bewachung und Behandlung bedürfen. Da wir über diese Behandlung der Unreinlichkeit später noch ausführlich handeln müssen, so sei hier nur kurz erwähnt, dass die Mittelpunkte, um die sich der Dienst in den „Abtheilungen für Unreinliche" dreht, der Abort und das Bad sind, dass in den Schlafsälen, in denen unreinliche Kranke untergebracht sind, während der Nacht gewacht werden muss, und dass besonders eingerichtete Betten, wie zum Beispiel das Perotti'sche Bett[1]), das Bett von Dumesnil[2]), die von Schnurmans-Stekhoven[3]) angegebene Vorrichtung und ähnliche[4]), vollkommen überflüssig, ja sogar schädlich sind.

Bäder sind in allen Abtheilungen nothwendig. Sie dienen zwei verschiedenen Zwecken: zur Hautpflege und als directes Beruhigungsmittel. Die grösste Wichtigkeit haben sie natürlich für die Kranken, die zur Unreinlichkeit neigen. Die Einrichtung der Bäder braucht von der sonst üblichen in keiner Weise abzuweichen. Vorrichtungen, die dazu dienen, den Kranken in der Badewanne gegen seinen Willen festzuhalten (sogenannte Deckelbadewannen) halte ich für grundsätzlich verwerflich. Dabei gebe ich zu, dass man durch die Vermeidung dieses Zwangsmittels bei einer Anzahl von unruhigen Kranken

---

[1]) Neurolog. Centralbl. 1886. S. 516.

[2]) Dumesnil, Un lit de gateux. Annales médico-psychologiques, XXVII. 1870. S. 80. Allgem. Ztschr. für Psychiatrie. Bd. 32. S. 106.

[3]) Psychiatrische Bladen, XII. 4, nach dem Centralbl. für Nervenheilkunde und Psychiatrie 1896. S. 294. Nr. 216.

[4]) Allgem. Ztschr. für Psychiatrie. Bd. 16. S. 314.

auf ein wirksames Beruhigungsmittel verzichtet, denn es wird wohl von keiner Seite mehr bestritten, dass es kein besseres und ungefährlicheres Mittel zur Herbeiführung von Ruhe und Schlaf bei erregten Geisteskranken giebt als ein warmes Bad von halbstündiger bis zweistündiger Dauer. Die Fälle, in denen man gerne das verlängerte Bad zur Anwendung brächte, aber ohne mechanischen Zwang es nicht durchsetzen kann, den Kranken im Wasser zu halten, sind jedoch so selten und die Gefahr, dass mit den Deckelbadewannen Missbrauch getrieben wird, erscheint so gross, dass ich die ganze Vorrichtung für unstatthaft halte. Ebenso halte ich die Strahldouche für verwerflich. Die Erinnerung an den groben Misbrauch, der nach Leuret's Lehren mit ihr getrieben wurde, ist noch zu frisch. Eine milde Regendouche in geringer Höhe ist genügend und ist nicht geeignet die Erinnerung an das traitement moral zu wecken,

Wie oft die Kranken baden sollen, richtet sich nach der Art ihrer Krankheit. Abgesehen von den Fällen, in denen das verlängerte Bad als unmittelbares Beruhigungsmittel angewendet wird, sodass die Kranken unter Umständen einen erheblichen Theil des Tages im Wasser zubringen, brauchen die zur Unreinlichkeit neigenden Kranken und die Epileptischen während der Zeit ihrer Brombehandlung die meisten Bäder. Viele von ihnen müssen durchaus täglich baden. Dagegen mag bei den ruhigen Kranken, welche sich ordentlich halten, ein Bad in der Woche genügen.

Das Baden der Kranken hat grundsätzlich stets unter der Aufsicht des Pflegepersonals zu geschehen. Unglücksfälle der verschiedensten Art, bis zum Verbrühen der Kranken[1]), können vorkommen, wenn diese Regel nicht beachtet wird.

Brausebäder, wie sie jetzt in den Volksbädern gebräuchlich sind, verdienen Anwendung in Abtheilungen für ruhige Kranke, besonders bei solchen, die körperlich arbeiten. Die geringen Kosten und die bequeme Zubereitung dieser Bäder lassen es nicht als Luxus oder Zeitverschwendung erscheinen, ihre Benutzung täglich zu wiederholen.

Wir kommen zu der Abtheilung für Ueberwachungsbedürftige[2]).

Der Ausdruck „Wachabtheilung" wird in verschiedenem Sinne gebraucht. Versteht man darunter nur eine Abtheilung, in welcher sich ausser den Kranken zu ihrer Beobachtung stets auch Wärter befinden, ohne dass indessen die Beobachtung eine streng ununterbrochene ist, so soll eine Irrenanstalt überhaupt nur aus solchen Wachabtheilungen in des Wortes weitester Bedeutung und aus offenen Abtheilungen bestehen, in denen den Kranken die grösste Freiheit gelassen wird. Ich fasse den Ausdruck Wachabtheilung in viel engerem Sinne und verstehe darunter einen Raum, in welchem die Kranken keinen Augenblick bei Tage und bei Nacht aus der Beobachtung des Pflegepersonals kommen. Die ein-

---

[1]) Annales médico-psychol. 54. 1896. S. 171. — Marandon de Montyel in den Annales d'hygiène publique et de médecine légale, April 1893.

[2]) B. v. Gudden, Versammlung des Vereins deutscher Irrenärzte zu Baden-Baden 1885. Allgem. Ztschr. für Psychiatrie. Bd. 42. S. 454. — Paetz, Ueber die Einrichtung von Ueberwachungsstationen, daselbst, Bd. 44. S. 424. — Kraepelin, Ueber die Wachabtheilung der Heidelberger Irrenklinik, daselbst, Bd. 51 S. 1. — Sioli, daselbst, S. 231.

fachste Form der Wachabtheilung ist ein Saal, in dem alle Kranken das Bett hüten. Bei Tage sowohl wie bei Nacht hat ein Wärter den Auftrag die Kranken zu beobachten und unter keinen Umständen den Raum zu verlassen. Eine solche Wachabtheilung im engsten Maassstabe ist nicht nur für ganz kleine Irrenanstalten empfehlenswerth, sondern sie könnte auch in Krankenhäusern, die im Nothfalle neben anderen Kranken auch Geisteskranke für kurze Zeit aufnehmen, sehr segensreich sein und einen glücklichen Ersatz für die „Zellen“ bilden, die jetzt noch sehr allgemein als der einzig passende Aufenthaltsort für Geisteskranke in einem allgemeinen Krankenhause angesehen werden. In grösseren Anstalten wird man, auch wenn man der Bettbehandlung einen grossen Raum zugesteht, doch häufig nicht alle überwachungsbedürftige Kranken beständig im Bette liegen lassen können. Es ist nicht zweckmässig diese ausser Bett befindlichen Kranken in dem Saale zu lassen, in dem sich die Betten befinden. Während die anderen Abtheilungen der Anstalt in der Regel aus zwei getrennten Räumen bestehen, von denen der eine für den Aufenthalt bei Tage, der andere für den bei Nacht bestimmt ist, so hat eine Abtheilung für Ueberwachungsbedürftige am besten drei vollständig von einander getrennte Theile, nämlich neben dem Tag- und Nacht-Raume auch noch einen nur für das Pflegepersonal zugänglichen Theil, in dem alle Arbeiten geschehen, bei denen die Kranken nicht zugegegen sein sollen. Die genaue Beaufsichtigung der Kranken wird dadurch sehr erleichtert.

Man muss dann den Abort entweder in den Wohnraum hineinlegen und so einrichten, dass der Kranke, während er ihn benutzt, nicht ganz der Aufsicht der Wärter entzogen wird, oder man betraut einen besonderen Pfleger mit der Beaufsichtigung des Abortes, der in diesem Falle in einem Nebenraum untergebracht sein kann.

Die Abtheilung für Ueberwachungsbedürftige ist in erster Linie für Kranke bestimmt, die zu Selbstbeschädigungen neigen. Die Verhütung des Selbstmordes bei Melancholischen ist eine der wichtigsten Aufgaben der Irrenanstalt. Da nun trotz der besten Beaufsichtigung Selbstbeschädigungen nicht unmöglich sind, wenn den Kranken schneidende und spitze Instrumente zugänglich sind, so geht man am sichersten, wenn man in diesen Abtheilungen überhaupt keine Messer und Gabeln zum Essen vertheilt, sondern alles Fleisch fein geschnitten und das Brod wenn nöthig in Stücken mit eingekerbter Rinde in den Saal bringen lässt, den Kranken aber nur Löffel zum Essen giebt. Ebenso kann man alle Arbeitsgeräthe, mit denen sich die Kranken verletzen können, ausschliessen. Zur Herstellung weiblicher Handarbeiten werden dann nur Strick- und Häkel-Nadeln aus Holz oder Knochen erlaubt; geschrieben wird nicht mit Tinte, sondern mit Blei. Man muss zugeben, dass Vorsichtsmaassregeln, die so weit gehen, ihre Schattenseiten haben und nicht recht in das Bestreben passen, den Irrenanstalten möglichst Alles zu nehmen, wodurch sie sich von gewöhnlichen Wohnräumen oder Krankenhäusern unterscheiden. Oft wird sich der Ausweg ergreifen lassen, dass man nur den frisch erkrankten Melancholischen, bei denen ohnehin meistens die Bettbehandlung angewendet wird, alle spitzen Instrumente vorenthält, die anderen Kranken der Ueberwachungsabtheilung aber entweder bei

Tage aufstehen lässt, oder sie in Betten unterbringt, die nicht gar zu nahe bei den Betten der Selbstmordverdächtigen stehen.

Wenn auch die zur Selbstbeschädigung neigenden Kranken am meisten der beständigen Ueberwachung bedürfen, wie sie denn auch die Veranlassung zur Einrichtung besonderer Wachstationen gegeben haben, so werden sie an Zahl doch gewöhnlich von anderen Kranken weit übertroffen, die ebenfalls in den Ueberwachungsabtheilungen unterzubringen sind. Es gehören hierher die meisten körperlich Kranken; Alle, bei denen die Gefahr des Druckbrandes besteht; Gebrechliche und Hülflose, die der steten Gegenwart und Sorge eines Pflegers bedürfen; Kranke, bei denen die Bettbehandlung angewendet wird; viele unruhige Kranke, die in früheren Zeiten durch beständige Isolirung zur Unreinlichkeit, zum Schmieren und zu allerlei anderen Untugenden erzogen wurden; die Untersuchungsgefangenen, die zur Feststellung ihres Geisteszustandes den Irrenanstalten überwiesen werden; kurz Alle, die einer besonders sorgfältigen Beobachtung oder Ueberwachung bedürfen.

Wenn auch viele unruhige Kranke grade wegen ihrer Unruhe in die Wachabtheilung gehören, so giebt es doch andererseits darunter auch solche, deren beständige Beobachtung sehr wünschenswerth oder auch wegen Neigung zu Selbstbeschädigung unerlässlich ist, die aber die anderen Kranken so sehr stören würden, dass man sie nicht in demselben Raume mit empfindlichen Melancholikern lassen kann. Bei einzelnen besonders Unruhigen wird es sogar nicht zu vermeiden sein, sie allein in einem Zimmer beobachten zu lassen.

Ganz verwerflich ist es, unruhige Kranke in einem unmöblirten Zimmer zu isoliren, sie mit sogenannten unzerreissbaren Kleidern und Betten zu versehen oder gar unbekleidet in Seegras oder dergleichen zu legen und sie dann, in der Erwägung, dass sie nicht die Werkzeuge haben, sich ein Leid anzuthun, unbeaufsichtigt zu lassen.

Bei Nacht wird in dem Raume der überwachungsbedürftigen Kranken von dem Pflegepersonal gewacht. Man richtet es gewöhnlich so ein, dass von zwei Pflegern jeder die eine Hälfte der Nacht wacht, also die andere Hälfte zum Schlafen benutzen kann. Dabei sei es Grundsatz, dass in dem Saale, in welchem ein Pfleger wacht, immer mindestens ein andrer schlafe, damit er bei einem besonderen Vorkommniss zur Aushülfe gleich bei der Hand sei. Das Wachen ist nun eine mühselige und unangenehme Thätigkeit; es ist daher auch bei dem zuverlässigsten Pflegepersonal eine Controle darüber durchaus nothwendig. Gewöhnlich geschieht das in der Weise, dass der Wachende nach je einer viertel Stunde an einer zu diesem Zwecke eingerichteten Controluhr eine Marke hervorbringt. Die Controluhren sind entweder einfache mechanische Vorrichtungen, oder alle Controluhren einer Anstalt hängen unter einander zusammen und die Marken aller Wachabtheilungen werden auf einem gemeinschaftlichen Zifferblatt dadurch hergestellt, dass ein elektrischer Contact durch die Drehung eines Schlüssels hervorgebracht wird. Neben dieser physicalischen Controle ist es nothwendig, sich von der gewissenhaften Handhabung des Wachdienstes häufig durch den Augenschein zu überzeugen. In den männlichen Abtheilungen mache es sich der Arzt zur Pflicht, diese nächtliche Controle selber zu besorgen, in den weiblichen dagegen muss man sie wohl vorwiegend dem Oberpflege-Personale überlassen.

Es wird nur ausnahmsweise möglich sein, alle Ueberwachungsbedürftigen einer Anstalt in einem einzigen Raume schlafen zu lassen. Gewöhnlich werden einige von ihnen so unruhig sein, dass man sie nicht in dem gemeinsamen Raume dulden kann. Es hängt von der Grösse und den sonstigen Verhältnissen der Anstalt ab, ob man diese Kranken in einem besonderen Schlafsaale mit eigener Wache vereinigt, oder ob man sie, wenn es sich nur um ganz einzelne besonders erregte Kranke handelt, in Einzelzimmern schlafen lässt. Um diese Zimmer hinreichend übersehen zu können, müssen sie natürlich, neben einer Einrichtung zur bequemen Beobachtung von aussen, genügend erleuchtet sein. Die unruhigen Kranken klagen erfahrungsgemäss nur selten über Beleuchtung ihres Schlafzimmers, viele finden darin sogar eine Beruhigung.

Auch die Kranken, die zur Unreinlichkeit neigen, bedürfen der Pflege bei Nacht. Man lässt hier entweder ebenso wachen, wie in der oben beschriebenen Abtheilung, oder, und das wird in den meisten Fällen genügen, es wird nur alle zwei Stunden nachgesehen, ob Kranke unrein gewesen sind, und diese werden dann trocken gelegt. Zugleich werden die Kranken, die zur Verunreinigung ihres Bettes neigen, zu bestimmten, vom Arzte vorgeschriebenen Stunden geweckt und auf den Abort oder Nachtstuhl geführt. Sobald jedoch bei einem Kranken sich eine geröthete Stelle der Haut über dem Kreuzbein oder den Trochanteren zeigt, muss beständig gewacht werden, damit der Kranke nicht feucht liege und durch rechtzeitiges Wenden der Decubitus verhütet werde.

Auf diese Weise würden wir zu der Einrichtung von drei getrennten Wachabtheilungen für jedes Geschlecht gelangen, wobei die verschiedenen Verpflegungsclassen noch nicht einmal berücksichtigt wären. Ein so ausgedehnter Wachdienst ist nun nicht nothwendig, sondern man wird wohl immer die Kranken so vertheilen können, dass zwei Wachabtheilungen ausreichen. Legt man in denjenigen Saal, neben welchem sich die Isolirzimmer befinden, Paralytiker im Endstadium und andere bettlägerige, wenig empfindliche Kranke, so wird man in dem anderen Wachraume Alles vermeiden können, was einem sensibelen Kranken unangenehm ist. Sehr oft wird man selbst in einer grossen Irrenanstalt mit einer Wache (für jedes der beiden Geschlechter selbstredend) auskommen. Man muss sich eben hier, wie überall, hüten nach einem festgelegten Schema zu arbeiten, man muss vielmehr stets die Rücksicht auf den grade vorhandenen Krankenbestand entscheiden lassen.

Das nächtliche Wachen gehört zu den wichtigsten Dienstzweigen in einer Irrenanstalt, und man kann die darauf verwendete Sorgfalt nicht leicht übertreiben. Freilich bildet er eine schwere Zumuthung für das Pflegepersonal, besonders wenn er abwechselnd der Reihe nach von allen Pflegern der Anstalt geleistet werden muss, wie in den meisten deutschen Anstalten. Einzelne sonst vortreffliche Leute sind für den Wärterdienst in Irrenanstalten nur deshalb untauglich, weil sie sich durchaus nicht an das Wachen gewöhnen können. In vielen Anstalten, besonders in England, ist deshalb die zweckmässige Einrichtung getroffen, für den nächtlichen Wachdienst besondere Wärter zu haben, die bei Tage dienstfrei sind. Dem übrigen Wartpersonal wird dadurch eine schwere Bürde erspart.

In einzelnen Anstalten hat man sich gezwungen gesehen, besondere Abtheilungen für fluchtverdächtige, gefährliche Geisteskranke einzurichten. Es handelt sich hier in den meisten Fällen um solche, welche Jahre lang in Strafanstalten gelebt haben und dort von ihren Mitgefangenen in die Kunst des Einbrechens und des Ausbrechens eingeweiht worden sind. Die Verpflegung und Verwahrung der geisteskranken Verbrecher ist eine der schwierigsten und unerquicklichsten Fragen in der praktischen Psychiatrie. Wir wollen es uns ersparen, näher auf sie einzugehen und verweisen auf die Meinungsäusserungen, die von den bedeutendsten Irrenärzten über diesen Gegenstand vorliegen [1].

---

[1]) Delbrück, Allgem. Ztschr. für Psychiatrie. Bd. 20. S. 441. — Gutsch, daselbst. Bd. 30. S. 393. — Zinn, v. Gudden, daselbst. Bd. 39. S. 639. — Knecht, daselbst. Bd. 37. S. 145 und Bd. 39. S. 260. — Sommer, daselbst. Bd. 40. S. 88. — Hasse, daselbst. Bd. 41. S. 54. — Krohne, daselbst. Bd. 42. S. 536. — Langreuter, daselbst. Bd. 43. S. 380. — Moeli, daselbst. Bd. 43. S. 298. — Schäfer, daselbst. Bd. 44. S. 8. — Kirn, daselbst. Bd. 45. S. 1. — Pelmann, daselbst. Bd. 48. S. 428. — Mendel, daselbst. Bd. 48. S. 430. — Näcke, daselbst. Bd. 49. S. 477. — Schröter, daselbst. Bd. 51. S. 432. — Baer, Archiv für Psychiatrie. Bd. 6. S. 585. — v. Krafft-Ebing, Lehrbuch der gerichtlichen Psychopathologie. Stuttgart 1875. S. 307. — Sander u. Richter, Die Beziehungen zwischen Geistesstörung und Verbrechen. Berlin 1886. S. 329. — Moeli, Ueber irre Verbrecher. Berlin 1888. — Leppmann, Die Sachverständigen-Thätigkeit bei Seelenstörungen. Berlin 1890. — Günther, Ueber Behandlung und Unterbringung der irren Verbrecher. Leipzig 1893.

Wir begnügen uns damit, zu betonen, dass nur wenige Irrenanstalten in der traurigen Lage sind, eigene Abtheilungen für Verbrecher einrichten zu müssen. Auf eine solche Abtheilung ist dann freilich der Grundsatz, die Anstaltsräume nach Möglichkeit den Wohnräumen gesunder Menschen ähnlich zu machen, leider wenig anwendbar, da diese Krankenzimmer wegen ihrer besonderen, auf die Sicherheit gerichteten Nebenbestimmung auch in ihrem Aeusseren das Gepräge einer Zuchthauszelle nicht abstreifen können. Es darf wohl noch bemerkt werden, dass auch hier der wesentliche Punkt, auf dem die Psychiatrie und die Humanität bestehen müssen, der ist, dass Geisteskranke in die Behandlung eines psychiatrisch geschulten Arztes gehören. Ob diese Behandlung in einer eigentlichen Irrenanstalt stattfindet, oder in einem Anhängsel an das Lazareth einer Strafanstalt, ist eine untergeordnete, wenn auch wichtige, Frage.

Wenn sich in einer Irrenanstalt eine grössere Anzahl von Gewohnheitsverbrechern zusammen findet, die zum Complotiren und zum systematischen Aufhetzen der anderen Kranken neigt, so kann unter Umständen die Aufrechterhaltung der Ordnung in der Anstalt und die Vermeidung ernster Gefahren für die Aerzte und das Pflegepersonal nur dadurch ermöglicht werden, dass man von den humanen und einzig auf das Wohl des Kranken zielenden Grundsätzen der modernen Irrenpflege in Rücksicht auf die Sicherheit des Ganzen abweicht. Es ist in solchen Fällen zuweilen unvermeidlich, die dauernde Isolirung bei Tag und bei Nacht durchzuführen, obgleich sie für den Kranken nicht ohne nachtheilige Folgen sein kann. Es scheint sogar nothwendig, für die allerschwierigsten, aber sehr seltenen Fälle dieser Art die Anwendung schärferer Disciplinarmittel, wie die Einschränkung der Nahrungsmittel, vorzubehalten.

In jeder Irrenanstalt befindet sich beständig eine Anzahl körperlich Kranker, zu denen man auch diejenigen Paralytiker rechnen darf, welche das Bett nicht mehr verlassen können. Man braucht für sie eine besondere Abtheilung, die in gewissem Sinne die einfachste der ganzen Anstalt ist, da sie am wenigsten von der Einrichtung der gewöhnlichen Krankenhäuser abweicht. Junge Aerzte, die beginnen, sich mit der praktischen Psychiatrie zu beschäftigen, pflegen sich deshalb in dieser Abtheilung zu allererst heimisch zu fühlen, wenn sie in den übrigen noch eine gewisse Unsicherheit empfinden. Zum Theil hängt das allerdings wohl auch mit dem Umstande zusammen, dass der Arzt in keinem Raume der Anstalt so viel Zeit zubringt, als in dem „Krankensaal".

In der Nacht sollen auch die körperlich Kranken bewacht sein. Gewöhnlich wird man, wie schon erörtert wurde, zweckmässiger Weise die Selbstmordverdächtigen mit den körperlich Kranken in einer Abtheilung vereinigen. Die Paralytiker im Endstadium kann man auch zu den unreinlichen Kranken legen. Dies wird man den besonderen Verhältnissen und Bedürfnissen jeder einzelnen Anstalt anpassen müssen.

Schliesslich lässt sich auch noch eine besondere Abtheilung einrichten, in welche die neu aufgenommenen Kranken zunächst eintreten. Um über ihren Zustand möglichst bald ein Urtheil zu gewinnen, ist eine besonders aufmerksame Beobachtung nothwendig, die am besten erreicht wird, wenn man eben diese Kranken einer eigenen, mit zahlreichem Pflegepersonal ausgestatteten Abtheilung überweist. In denjenigen Anstalten, wo die Bettbehandlung für fast alle frischen Fälle üblich ist, wird es sich von selbst ergeben, dass man diese Kranken in einem gemeinsamen Raume pflegt. Für den Beginn der ärztlichen Behandlung ist es sehr vortheilhaft und bequem, wenn jeder neu Aufgenommene alsbald gebadet und dann in ein Bett gelegt wird, wo ihn der Arzt bei der nächsten Visite vorfindet. Für die Vornahme einer körperlichen Untersuchung sind dies die günstigsten Umstände. Auch wird dem Ankömmling auf diese Weise sehr eindringlich gezeigt, dass man ihn für krank hält, was bei dem grossen Werthe, den die Schaffung klarer, aufrichtiger Verhältnisse den Irren gegenüber hat, sehr erwünscht sein muss. Zweckmässig ist es, neben dem Saale für die Neuaufgenommenen ein Zimmer mit den Vorrichtungen und Instrumenten zur genaueren Untersuchung zu haben, sodass die Patienten in ihren Betten leicht in diesen Raum gefahren werden können.

In kleineren Anstalten wird man die Aufnahme-Stationen passend mit der Abtheilung für körperlich Leidende verbinden. Bei allen neu eintretenden Kranken, deren Zustand man noch nicht genau kennt, ist die Nachtwache unentbehrlich.

Schliesslich hätten wir noch die offenen Abtheilungen zu betrachten. Sie unterscheiden sich von allen anderen dadurch, dass in ihnen die Thüren unverschlossen sind. Dem entsprechend bedürfen auch die Fenster keines Schutzes und die Ueberwachung der Kranken wird in der Regel eine geringere sein können, als in den geschlossenen Abtheilungen.

Welche Ausdehnung man den offenen Abtheilungen geben will und kann, hängt in erster Linie von der Lage der Irrenanstalt ab. In einer einsam auf dem Lande gelegenen Anstalt mag man einen grossen Theil der Anstaltsbewohner — wenigstens der männlichen — frei umhergehen lassen. Ein Institut, das mitten in einer grossen Stadt liegt, wird dagegen nur wenigen seiner Pfleglinge freien Ausgang gestatten dürfen. Dass bei dem weiblichen Geschlechte besondere Vorsicht nothwendig ist, wenigstens bei Personen unter 45 Jahren, ist ebenfalls einleuchtend.

Von einem „Open door-System" zu reden, erscheint mir nicht zweckmässig. Wer alle Geisteskranken bei offenen Thüren verpflegen will, muss zu Aushülfsmitteln greifen, die viel lästiger sind als die verschlossenen Thüren, wie z. B. zur Einrichtung von „Wärterzimmern", welche den einzigen Ausgang der Krankenräume nach aussen bilden. Man hat hier einem Schlagwort zu Liebe Scheinzustände geschaffen, die in Wirklichkeit für die Kranken gar keinen Nutzen haben. Ein aufmerksamer Arzt, welcher bestrebt ist, seinen Kranken möglichst viel Freiheit zu lassen und sie doch zugleich vor Gefahren zu behüten, wird besser für seine Schutzbefohlenen sorgen, als ein Anderer, der jede verschlossene Thür als ein Unglück an und für sich ansieht

Analoges lässt sich von der Behandlung der Fenster sagen. Man versah früher alle Fenster an den Irrenanstalten mit schweren eisernen Gittern, ganz ähnlich, wie das an den Gefängnissen üblich ist. In dem Bestreben alles Kerkerähnliche zu entfernen, ist man dann auch hier sehr weit gegangen. Grundsatz sollte sein, alle Gitter so leicht, gefällig und unmerklich als nur möglich zu machen; dem geschlossenen Fenster sollte man niemals ansehen können, dass es vergittert ist. Die neuere Technik hat sich bemüht, Fenster zu schaffen, die ohne Vergitterung dennoch das Entweichen der Kranken verhindern. Grosse Scheiben von dickem, schwer zerstörbarem Glas, die sich nicht öffnen lassen, gewähren einen freien Ausblick, während schmale Fensterflügel, zu klein, um einen Menschen durchzulassen, den Zutritt frischer Luft ermöglichen.

Das Verzichten auf jeden Fensterschutz scheint nur da unbedingt rathsam, wo der zur Flucht neigende Kranke eben bequemere Wege findet, das heisst also in den offenen Abtheilungen. Wo die Thüren unverschlossen sind, da dürfen und sollen auch die Fenster ohne besondere Sicherung sein. Einer möglichst grossen Anzahl von Kranken diese Freiheit zu gewähren, gehört zu den Zielen der Irrenpflege. Vorkommende Entweichungen bilden an und für sich durchaus keinen Vorwurf für die Leitung einer Anstalt. Man darf sogar behaupten, dass ihr vollständiges Fehlen den Verdacht erweckt, es werde die freie Behandlung mit zu grosser Aengstlichkeit gehandhabt. Je mehr die Kranken das Gefühl haben, eingesperrt zu sein, desto mehr neigen sie dazu, sich dieser Einsperrung zu entziehen. Bei dem Bestreben, Jedem möglichst grosse Freiheit zu lassen, kann es nicht ausbleiben, dass zuweilen einmal ein Kranker aus der Anstalt fortgeht. In den meisten Fällen ist das auch gar kein grosses Unglück; es entstehen höchstens einige Unkosten daraus. Allerdings wird man ja in vielen Fällen fordern, dass die Anstalten die ihrer Pflege anvertrauten gemeingefährlichen Kranken vor dem Rücktritt in die Oeffentlichkeit bewahren, aber zum Glücke bilden doch die wirklich Gemeingefährlichen einen geringen Bruchtheil der Anstaltsbewohner. Die Anstalten leiden sehr unter der Anwesenheit dieser Leute. Der Charakter des Krankenhauses wird durch sie gestört; es tritt die Anstalt zur Bewahrung und Unschädlichmachung der Gefährlichen und Aufgegebenen hervor: das Irrenhaus früherer Jahrhunderte.

Wir haben die verschiedenen Abtheilungen betrachtet, die man gewöhnlich in einer wohlgeordneten Anstalt findet. Selbstverständlich muss sich die Einrichtung nach den Bedürfnissen des einzelnen Falles richten und man wird fast immer Unterabtheilungen machen, häufig aber auch mehrere der oben aufgeführten Abtheilungen vereinigen müssen. Besonders ist es die Pflicht des Arztes wohl zu überlegen, wie viele Nachtwachen er zu jeder Zeit wirklich braucht. Durch geschicktes Zusammenlegen der der Ueberwachung bedürftigen Kranken lässt sich dem Pflegepersonal oft überflüssige Arbeit ersparen, und man bedenke stets, dass Nichts die Kräfte und die Gesundheit des Wartepersonales so sehr angreift, als zu häufige Nachtwachen.

V.

Die Irrenanstalts-Pflege.

Wir haben in den Hauptzügen die Einrichtung einer Irrenanstalt gezeichnet und haben nunmehr zu betrachten, wie in ihr die Behandlung der Kanken stattfindet.

Alle jene Grundsätze, die wir oben für den Verkehr mit Geisteskranken aufgestellt haben, sind natürlich auch in der Irrenanstalt festzuhalten. Doch stellt man an die Krankenpflege in einer guten Irrenanstalt noch mancherlei andere Forderungen.

Ein Mensch, welcher an einer akuten Krankheit leidet, braucht vor allen Dingen Ruhe.

Durch die Missachtung dieses Grundsatzes wird zahllosen Geisteskranken grosser Schaden zugefügt. Es ist ein ganz allgemein verbreiteter Irrthum, den man selbst noch bei sonst tüchtigen Aerzten finden kann, dass Menschen, die an Melancholie mässigen Grades leiden, von dieser „Verstimmung“ durch „Zerstreuung“ geheilt werden könnten. Die unglücklichen Kranken werden dann auf Reisen geschickt, sollen täglich eine andere Naturschönheit oder Merkwürdigkeit bewundern, werden in Concerte und Theater geschleppt und dadurch nicht nur unmenschlich gequält, sondern oft schwer geschädigt. Sie bedürfen der Ruhe und Schonung so gut als wenn sie an einer schweren körperlichen Krankheit litten. Die gewaltsame Aufheiterung von aussen kann ihnen nur nachtheilig sein. Alles Lärmen und laute Wesen soll daher in einer Irrenanstalt ebenso vermieden werden, wie in jedem anderen Krankenhause, und besonders soll dies für die Abtheilungen der neu Aufgenommenen und der akut Erkrankten gelten. Die Räume, in denen sich die chronisch Kranken aufhalten, haben die Ruhe nicht so dringend nöthig.

Das grösste Mass der Ruhe gewährt man den Kranken, wenn man sie dauernd das Bett hüten lässt.

Thatsächlich hat die Bettbehandlung in der neueren Psychiatrie eine grosse Bedeutung gewonnen[1]). Man lässt am zweckmässigsten in jedem Falle die Behandlung des neu aufgenommenen Kranken mit Bettruhe beginnen. Handelt es sich um eine chronische Geistesstörung, die bereits Jahre lang besteht, so ist allerdings von der Bettruhe oft kein therapeutischer Erfolg zu erwarten; jedenfalls hat sie jedoch den Nutzen, dem Kranken eindringlich zu zeigen, dass man ihn für krank hält und als Kranken behandelt. Die Aehnlichkeit der Irrenanstalt mit anderen Krankenhäusern kann von dem Patienten nicht übersehen werden, wenn er mindestens 8 Tage lang selber das Bett hütet und die anderen Kranken gleichfalls im Bette sieht.

In vielen Fällen, wohl in den meisten akuten, ist die dauernde Bettruhe von unmittelbarer sehr heilsamer Wirkung. Bei der Melancholie hatte das schon Guislain beobachtet[2]). Wohl noch mehr ist es bei der Manie der

---

[1]) Neisser, Berl. klin. Wochenschr. 1890. Nr. 38. Allg. Zeitschr. für Psych. Bd. 50. S. 447. — Scholz, Allgem. Zeitschr. für Psychiatrie. Bd. 40. S. 885. Bd. 45. S. 235. Bd. 50. S. 690. — Paetz, Jahresbericht über Alt-Scherbitz. 1881. — Klinke, Allgem. Ztschr. für Psychiatrie. Bd. 49. S. 669. — Flersheim, Die Behandlung der Manie in der Bettlage. Inaug.-Diss. Göttingen 1881. — L. Meyer, Therapeutische Monatshefte I. 1887. S. 165.

[2]) Leçons orales sur les phrénopathies. Gand 1852. Tome III. p. 18.

Fall, wie zuerst mein Vater hervorhob[1]). Von den chronischen Störungen ist besonders die Epilepsie der Behandlung durch Bettruhe sehr zugänglich.

Abzurathen ist von der Bettbehandlung in Fällen mit bedeutender sexueller Erregung und Neigung zur Masturbation, ferner dann, wenn die Kranken das Bett immer wieder verlassen und, nur mit dem Hemde bekleidet, im Zimmer umhergehen.

Eine wichtige principielle Frage ist es, ob man die Anwendung mechanischer Zwangsmittel überhaupt gestattet, und wenn man sie gestattet, für welche Fälle.

Wir haben oben gesehen, dass die verschiedene Beantwortung dieser Frage die wichtigsten Wendepunkte in der Geschichte der Irrenpflege im 19. Jahrhundert kennzeichnet. Nachdem die Anschauung, dass die mechanische Beschränkung von heilendem Einflusse auf die erregten Kranken sei, glücklich aufgegeben war, verbannte man allmählich mehr und mehr alle Zwangsmittel und gerieth nun mit dem Principe ihrer unbedingten Verwerfung stellenweise in das entgegengesetzte Extrem. Man ging in dieser Richtung so weit, dass man die Frage: „Was soll man thun, wenn das Leben eines Kranken verloren erscheint, aber durch Anwendung mechanischer Beschränkung noch gerettet werden könnte?“ dahin beantwortete, dass in einem solchen Falle das Leben dieses vereinzelten Kranken dem Prinzipe zum Opfer gebracht werden müsse. Es kann keine Frage sein, dass man auf diese Weise durch das übermässige Streben nach Milde und Humanität in Rohheit und Barbarei ge-

[1]) Allgem. Ztschr. für Psychiatrie. Bd. 39. S. 108.

rathen ist. Selbstverständlich muss auch hier der Grundsatz herrschen, dass das Wohl des Kranken stets die erste Rücksicht verdient.

Zunächst kann man über den Begriff „Zwangsmittel“ verschiedener Anschauung sein. Wenn ein Kranker die Neigung hat, seine Kleider auszuziehen und von sich zu werfen, um dann nackt umherzugehen, so hat man die Wahl, ob man ihn ungestört walten lassen, ihn dann aber in ein warmes Einzelzimmer einschliessen will, oder ob man ihm gegen seinen Willen die Kleider anlegen und dieselben so befestigen soll, dass er sie nicht wieder ausziehen kann. Wählt man das Letztere, so fragt es sich, ob man damit ein mechanisches Zwangsmittel anwendet, ob man also gegen das Princip des no-restraint verstösst. Ich beantworte diese Frage entschieden mit Nein. Conolly selbst dachte gar nicht an die Möglichkeit, dass man die festen Kleider mit festen Verschlüssen verbannen könne. Er sagt zum Beispiel[1]: „Anstatt der vielfachen aufregenden Beschränkungsmittel, die man früher Tag und Nacht für nothwendig hielt, sind die Anzüge für Kranke, die sich entkleiden und ihre Kleider zerreissen, passend gefertigt, von festen Stoffen mit kleinen Schlössern anstatt der Knöpfe.“ Dagegen führt er es wiederholt als einen Vorwurf gegen das frühere System an, dass man die Kranken in ihren Einzelzimmern „ohne Kleider ausser einer Decke“[2]) gelassen habe. Ich glaube, dass man Conolly in diesem Punkte Recht geben muss und dass man für die Kranken besser sorgt, wenn man ihnen gegen

[1]) Conolly, Die Behandlung der Irren ohne mechanischen Zwang. Deutsch von Brosius. Lahr 1860. S. 48.

[2]) Daselbst. S. 16.

ihren Willen Kleider anzieht, die sie weder zerreissen noch ausziehen können, als wenn man sie dauernd ohne Kleider isolirt lässt. Ich habe mich früher[1]) ausführlich über diesen Punkt ausgesprochen. Die Stoffe zu den „unzerreissbaren" Kleidern zu wählen, ist oft schwierig. Bei sehr zerstörungssüchtigen Kranken muss man zuweilen zum Segeltuch greifen, das allerdings höchst widerstandsfähig, aber hart und unbequem zu tragen ist. Zum Verschlusss werden statt Conolly's „kleinen Schlössern" gewöhnlich Schraubenverschlüsse verwendet, die jedoch sehr umständlich zu schliessen sind und mancherlei andere Nachtheile haben[1]), welche durch die vom Mechaniker Haumann in München nach Dr. Hörmann's und meinen Angaben hergestellten Federknöpfe vermieden werden.

Von den mechanischen Beschränkungsmitteln sind die mildesten diejenigen, welche die Beweglichkeit aller Glieder vollkommen unbehindert lassen, dagegen die Finger zum Kratzen und zum festen Greifen dadurch untauglich machen, dass die Hand in einem Handschuh aus mehreren Lagen Segeltuch oder einem ähnlichen sehr widerstandsfähigen Stoffe steckt. Noch weiter geht man, wenn man diese Handschuhe nicht aus einem gewebten Stoffe, sondern aus steifem Leder herstellt, sodass das Greifen mit den Händen ganz unmöglich gemacht wird. Derartige Handschuhe sind entweder an den Aermeln der Kleider befestigt, stellen also in ihrer mildesten Form nur einen langen, vorne geschlossenen Aermel dar, oder die Handschuhe sind getrennt von den Kleidern und

[1]) Allgem. Ztschr. für Psychiatrie. Bd. 47. S. 196.

werden am Handgelenk durch einen für den Kranken unauflösbaren Verschluss festgehalten. Diese letztere Art der Befestigung halte ich für durchaus verwerflich, denn es besteht die grosse Gefahr, dass der Kranke durch die Bemühungen, den Handschuh zu entfernen, sich Hautabschürfungen und sonstige Verletzungen beibringt. Die an den Kleiderärmeln befestigten Handschuhe bedeuten dagegen die harmloseste und dem Kranken am wenigsten lästige Form der mechanischen Beschränkung und verdienen in allen Fällen in erster Linie Berücksichtigung, wenn man sich überhaupt entschliesst, von dem Principe des no-restraint's abzugehen. Es fragt sich nun, ob es Fälle giebt, in denen dies erlaubt oder geboten ist.

Es kommt, wenn auch selten, vor, dass die Kranken — sei es aus Selbstbeschädigungstrieb, sei es nur aus nervöser Unruhe — sich die Haut, besonders in dem Gesichte und an den Händen, fortwährend zerkratzen. Die Kratzwunden an sich wären nun allerdings nicht eben verhängnissvoll, aber bei ihrer beständigen Misshandlung durch die Nägel entstehen sehr leicht Infectionen und solche Kranke sind daher in hohem Maasse der Gefahr ausgesetzt durch Erysipel, Phlegmonen oder andere Wundinfectionskrankheiten ernstlich geschädigt zu werden, vielleicht sogar daran zu Grunde zu gehen. Zuweilen gelingt es, die Kranken von solchen Attentaten auf die eigene Haut abzulenken, indem man ihnen eine sehr einfache Handarbeit giebt, oder sie Charpie zupfen oder Papier zerreissen lässt. Wenn alle derartigen Versuche dauernd erfolglos sind, so halte ich die Anwendung von mechanischer Beschränkung für gerechtfertigt. Zunächst kann man dies durch einen Verband auszuführen versuchen, der jede Hand vollkommen umschliesst und dadurch die Nägel unschädlich macht. Dabei muss man sich klar sein, dass der Unterschied zwischen Handschuh und Verband ein sehr geringer ist, und dass man allenfalls ein wenig mehr den bösen Schein vermeidet. Bequemer für den Kranken wird in vielen Fällen ein weicher Handschuh sein.

Auch schwereren Selbstbeschädigungen, wie zum Beispiel Misshandlung der Augen, lässt sich häufig durch die Anwendung von Handschuhen vorbeugen. In anderen Fällen bringen die Kranken freilich trotz der Handschuhe wenigstens Hornhautgeschwüre zu Stande, die bei fortgesetzter Reizung nicht heilen und schliesslich durch ausgedehnte Hornhauttrübungen Blindheit herbeiführen können.

Es liegt auf der Hand, dass man den Kranken eine Wohlthat erweist, wenn man sie vor so schwerer Selbstbeschädigung schützt. Kommt man also mit den Handschuhen und anderen improvisirten Beschränkungsmitteln nicht aus, so kann es unvermeidlich erscheinen, eine Zwangsjacke anzulegen. Solche Fälle sind nun allerdings äusserst selten und in den meisten Irrenanstalten eignet der Jacke nur noch das historische Interesse, das auch Drehstühle, der englische Sarg und dergleichen Vorrichtungen haben. Ich glaube jedoch, um vollständig zu sein, eine Beschreibung der Zwangsjacke und ihrer Anwendung geben zu sollen.

Die Zwangsjacke ist ein aus starkem Zeuge verfertigtes ziemlich eng anschliessendes Kleidungsstück mit sehr langen, blind endigenden Aermeln, an deren Enden feste Bänder angenäht sind. Sie wird an der Rückfläche geschlossen und zwar am besten durch Zuschnüren vermittels einer runden, durch eng aneinander liegende Löcher laufenden Schnur. Es ist dieser Verschluss allerdings langwierig herzustellen, aber, einmal fertig, für den Kranken am bequemsten, weil er beim Liegen auf dem Rücken durchaus nicht drückt. Bei sehr widerstrebenden Kranken, welche während der umständlichen Operation des Schnürens mit Gewalt gehalten werden müssten, und doch nicht längere Zeit auf dem Rücken liegen bleiben, wird die Schnürung zweckmässig durch eine Reihe von Gurten mit Schnallen ersetzt; die Schnallen dürfen nicht auf der Mediallinie des Rückens aufliegen, sondern etwas seitlich. Die Arme werden lose auf der Brust gekreuzt, die Bänder, in welche die Aermel ausgehen, dann um den Rücken herumgeführt und auf der Brust oder an einer Seite fest unter einander verknüpft. Zur grösseren Sicherheit können vorn oder an den Seiten der Jacke Oesen angebracht sein, durch welche die Bänder gezogen werden.

Das Anlegen der Zwangsjacke scheint mir in den Fällen gerechtfertigt, in denen man eine erhebliche Selbstbeschädigung des Kranken auf keine andere Weise, besonders nicht durch einfache Ueberwachung, abzuwenden im Stande ist.

Am ehesten wird diese Indication erfüllt sein in „chirurgischen Fällen“, also wenn der Kranke bereits eine schwere Verletzung hat und deren Heilung verhindert. Im Jahre 1886 machte ich in der Irrenanstalt zu Hildesheim an einem Kranken wegen eines eingeklemmten Leistenbruches die Herniotomie. In der nächsten Nacht riss der bis dahin ganz geduldige Kranke heimlich unter der Decke nicht nur den Verband von der Wunde, sondern entfernte auch mehrere von den Fäden, mit welchen der Schnitt vernäht war. Der in dem Saale wachende Wärter bemerkte das Unglück erst, als es geschehen war. Ich trug kein Bedenken, diesem Kranken eine Zwangsjacke anzulegen, nachdem die Wunde neu genäht und verbunden war. Ich glaube nicht, dass es gelungen sein würde, dem Kranken ohne diese Maassregel das Leben zu erhalten, während so die Heilung ohne jeden weiteren Zwischenfall verlief. Der Kranke erhob nicht den geringsten Widerspruch gegen das Anlegen der Jacke.

Von noch weiter gehenden körperlichen Restrictionen kommt in unserer Zeit höchstens noch das Festbinden eines Kranken in seinem Bette in Betracht. Es kann dies unter Umständen und zum Beispiel dann nothwendig werden, wenn ein Patient mit einer Oberschenkelfractur durchaus nicht im Bett bleiben will. Solche Eventualität ist jedoch äusserst selten; mir ist sie bisher noch nicht vorgekommen.

Einige Psychiater geben zwar zu, dass die mechanische Beschränkung in Ausnahmefällen für den Kranken sehr nützlich und deshalb statthaft sei, verwerfen aber wegen ihrer Seltenheit die Anwendung von besonderen, für diesen Zweck im Voraus angefertigten Apparaten und improvisiren für jeden einzelnen vorkommenden Fall ein möglichst schonendes mechanisches Hilfsmittel. So theilt Ludwig Meyer mit[1]), dass ihm das Zunähen der Aermelöffnungen an den gewöhnlichen Kleidern und einmal das

[1]) Die Provinzial-Irrenanstalt zu Göttingen. Zur Erinnerung an ihre Eröffnung vor 25 Jahren. Göttingen 1891. S. 64 u. 65.

Einwickeln in ein grosses Leintuch und Vernähen der freien Kante gute Dienste leistete. Es ist richtig, dass die Fälle, in denen man wirklich auf die Anwendung äusseren Zwanges nicht verzichten kann, äusserst selten sind. Wenn die Zwangsjacke nicht erfunden gewesen wäre, so würden die heutigen Irrenärzte nicht auf die Idee gekommen sein, sie zu erfinden. Da aber die Zwangsjacke einmal da ist und zweifellos sicherer wirkt und den Kranken weniger belästigt, als eine unter dem Druck der Nothwendigkeit rasch improvisirte Vorrichtung, so sehe ich keinen Grund ein, weshalb man ihre Anwendung im Nothfalle verwerfen sollte. Die Gefahr, dass ihr Vorhandensein zu unnöthiger Anwendung verleite, wird man doch bei keinem Irrenarzte voraussetzen dürfen.

Alle anderen Werkzeuge physischen Zwanges, wie z. B. die ceintures, welche man in einzelnen Irrenanstalten der romanischen Länder noch sieht, die ledernen oder gar eisernen Hand- und Fuss-Schellen, die Fesselung eines Kranken auf einem Sessel oder an der Rückwand eines Sitzes, sind durchaus verwerflich. Es besteht kein Zweifel darüber, dass sie in einer wohlgeleiteten Anstalt überflüssig sind.

Als man es zuerst wagte die mechanische Beschränkung als Mittel gegen die motorische Erregung der Kranken zu verwerfen, betonte man, dass an die Stelle der bisherigen Zwangsmittel bei unruhigen Kranken in erster Linie die Isolirung zu treten habe. Später, als die Humanität immer mehr Einfluss auf die Irrenpflege gewann, und man Erfahrungen über die freie Behandlung sammelte, hat man dann auch die Isolirung möglichst einzuschränken gesucht.

Die rechtzeitige Isolirung eines Kranken und ihre rechtzeitige Aufhebung gehört zu den schwierigsten Aufgaben in der Irrenpflege und nur durch grosse Erfahrung, eifrige Aufmerksamkeit und strengste Selbstkritik lernt der Irrenarzt, hierin grobe Fehler zu vermeiden. Im Anfang wird wohl Jeder häufiger das Falsche als das Richtige treffen. In denjenigen Anstalten nun gar, in welchen man die Isolirung einfach dem Ermessen des Pflegepersonals überlässt, kann man ruhig annehmen, dass nicht der zehnte Theil der verhängten Einsperrungen — diesen Ausdruck glaube ich hier gebrauchen zu dürfen — gerechtfertigt und nützlich ist.

Es sollte Grundsatz sein, eine dauernde Isolirung wenn irgend möglich überhaupt zu vermeiden. Eine Anstalt soll viele Einzelzimmer haben und soll sie bei Nacht belegen, bei Tage aber seien sie nur ausnahmsweise und jedenfalls in ganz geringer Anzahl in Benutzung.

Durchaus nothwendig ist es, dass jede Isolirung nur vom Arzte angeordnet wird. Falls das Pflegepersonal einen erregten Kranken nicht mehr ablenken und ohne Anwendung von Gewalt nicht mehr von der Misshandlung anderer Kranken oder ähnlichen Ausschreitungen abhalten kann, so soll sogleich der Arzt befragt werden, was weiter zu geschehen hat. Befindet sich der Kranke noch nicht lange in der Anstalt oder neigt er nur selten zu heftiger Erregung, so sollte der Arzt stets selbst in die Abtheilung gehen, um zu prüfen, ob der Kranke zu beschwichtigen ist oder ob seine Isolirung unvermeidlich erscheint. Es kommt nun vor, dass chronisch Kranke plötzlich einer heftigen Erregung unterliegen, etwa veranlasst durch Hallucinationen, und dann gewaltthätig werden. Wiederholen sich solche Vorkommnisse häufig und immer in derselben Weise, so kann es allerdings zweckmässig sein, das Pflegepersonal zur sofortigen Isolirung zu ermächtigen; stets aber muss sie dann dem Arzte sogleich gemeldet werden. Wie denn auch jede Isolirung in dem schriftlichen Tagesberichte, den das Oberpflegepersonal erstattet, aufzuführen ist.

Es soll ferner grundsätzlich eine Isolirung niemals länger dauern, als sie durchaus nothwendig ist. Man muss also sehr bald versuchen, den Kranken in die gemeinsamen Wohnräume zurückzubringen und diese Versuche, wenn sie Anfangs misslingen, beständig wiederholen. Befolgt man dies, so wird man in einer nicht überfüllten Anstalt niemals zu lange dauernden ununterbrochenen Absonderungen gezwungen sein. In überfüllten Räumen freilich, wo den Kranken der Platz mangelte, einander auszuweichen, wird man zuweilen des traurigen Aushilfsmittels nicht entrathen können, durch Entfernung der unverträglichsten Elemente den Frieden in den gemeinsamen Räumen einigermaassen zu sichern.

Es wird Mancher fragen, warum man denn die tage- und wochenlange Isolirung eines Kranken gar so sorgfältig vermeiden solle. Darauf ist zu erwidern, dass erfahrungsgemäss die Kranken durch die dauernde Absonderung degeneriren und verwildern. Die unerträglichsten Kranken, die durch raffinirtes Schmieren mit Koth, durch geschicktes Zerstören aller Kleider und Bettstücke, durch Zerkratzen der Wände und Thüren und durch viele andere Unarten eine schwere Plage der Anstalten bilden, sind nichts Anderes als das künstliche Erzeugniss einer auf falscher Behandlung basirenden ununterbrochenen

Isolirung. Grade bei den chronischen Geisteskrankheiten ist es von der grössten Wichtigkeit, die damit Behafteten durch fortwährende Aufmunterung und Anregung zu der Beibehaltung menschenwürdiger Manieren und womöglich zur Beschäftigung mit nützlichen Dingen anzuhalten. Jeder isolirte Kranke ist bis zu gewissem Grade sich selbst überlassen; das ist im Beginn akuter Geistesstörungen häufig ganz gut, bei allen chronischen Leiden aber ist es schädlich. Hier ist das beste Heil- und Erziehungs-Mittel der Verkehr mit Menschen und die Beschäftigung.

Wir kommen damit zu einem der wichtigsten Theile der Irrenpflege.

Nach der Abschaffung der groben Misshandlungen durch Ketten und Schläge that man in der Behandlung der Geisteskranken den grössten positiven Schritt vorwärts mit der Einführung einer zweckmässigen Beschäftigung. Es liegt sehr nahe, schon aus Gründen der Sparsamkeit und Bequemlichkeit, die Kranken, die sich in ihrer Arbeitsfähigkeit nicht sehr erheblich von Gesunden unterscheiden, zur Hülfe bei der Verrichtung der Hausarbeit, zum Waschen und anderen von selbst gegebenen Arbeiten heranzuziehen, die sie in gesunden Zeiten ebenfalls zu thun gewöhnt waren. Für die Frauen findet sich im Hause leichter eine passende Beschäftigung, als für die Männer. Diese lässt man daher mit Vorliebe die Gärten bebauen und erreicht durch die Arbeit im Freien zugleich eine Kräftigung des Körpers. Geht man einen Schritt weiter, so gelangt man dahin, die Kranken, die ja in den öffentlichen Anstalten in ihrer Mehrzahl Bauern sind, ihrer früheren Beschäftigung zurückzugeben und sie Landwirthschaft treiben zu lassen. Da ist man auf dem Wege zu den Ackerbau-Colonien, von denen wir oben (S. 15 u. f.) gesprochen haben. Aber nicht nur Bauern können mit ländlichen Arbeiten beschäftigt werden, es gewöhnen sich vielmehr Kranke aller Stände sehr rasch an die ihnen dort aufgetragenen Verrichtungen und nehmen bald Interesse an dem Erfolge ihrer Bemühungen.

Handwerker, die an chronischen Geisteskrankheiten leiden, beschäftigt man allerdings besser in besonderen Werkstätten mit den Arbeiten, die sie erlernt haben. Die vielen in dem Betriebe einer Irrenanstalt nothwendig werdenden Reparaturen erfordern ohnehin eine Schreiner-, Schuster- und Schneider-Werkstätte, zu denen sich dann passend eine Schmiede und eine Buchbinderei gesellen. Einige Anstalten gehen so weit, ihr Brod selbst zu backen und ihr Bier selbst zu brauen, und auch bei diesen Arbeiten die Hülfe der Kranken heranzuziehen. Bei dem Werkstätten-Betrieb ist zu bemerken, dass sehr leicht über den äusseren Erfolg, also über die gelieferte Arbeit, der eigentliche Zweck, die Beschäftigung der Kranken, in den Hintergrund gedrängt wird, und dass dieser Fehler zuweilen sogar Einfluss auf die Behandlung der Kranken gewinnt. Die Vorsteher der Werkstätten müssen natürlich draussen ihr Handwerk erlernt, aber dann ausserdem in der Anstalt die volle Ausbildung als Krankenpfleger erhalten haben. Es ist nun sehr schwer, bei diesen Leuten das Bewusstsein, dass sie in erster Linie zur Pflege der Kranken angestellt sind, stets wach zu halten. Gewöhnlich suchen sie ihren Ehrgeiz darin, möglichst gute Arbeiten zu liefern und neigen deshalb sehr dazu, die leistungsschwachen Kranken unter allerlei

Vorwänden aus ihrer Werkstätte zu entfernen, um der lästigen Rücksicht auf das Leiden ihrer Gehülfen überhoben zu sein und als „Meister“ mit den „Gesellen“, die man annähernd wie Gesunde behandeln kann, zu arbeiten. Die Verwaltungen der Anstalten begünstigen zuweilen dieses Bestreben, da es die besten materiellen Resultate liefert, und für den Arzt ist es oft schwer, den eigentlichen Zweck dieser Werkstätten als den einzig maassgebenden fest im Auge zu behalten.

Viele Kranke sind nun weder in der Werkstatt noch in Garten und Feld zur Arbeit verwendbar. Man sucht für sie eine Beschäftigung, die leicht erlernt und ohne irgend welche gefährlichen Werkzeuge betrieben werden kann und hat zu diesem Ende besonders die Korb- und die Strohflechterei in den Irrenanstalten herangezogen. Inwieweit jene erstere hier an ihrer Stelle ist, darüber habe ich wenig eigene Erfahrungen sammeln können, halte aber das Strohflechten für sehr geeignet zur Beschäftigung der verschiedensten Krankenkategorien. Selbst Blödsinnige lernen leicht, aus drei ungefähr gleichdicken Bündelchen von langen Strohhalmen einen Strang nach der Art zu flechten, wie die Frauen ihre Haarzöpfe herstellen. Intelligentere Kranke, also etwa Reconvalescenten oder an Paranoia Leidende, die man aus irgend welcher Ursache nicht im Garten oder auf dem Felde beschäftigen kann, machen aus diesen Strängen Matten von verschiedener Grösse und Form. Das Auszupfen von frei herausstehenden einzelnen Strohhalmen aus den fertigen Matten ist eine Verrichtung, zu der selbst der tiefste Blödsinn noch ausreicht, zumal hierbei auch die grösste Ungeschicklichkeit nichts verderben kann. Der einzige Vorwurf, den man dieser Strohmattenfabrication machen kann, ist der, dass die hergestellten Matten nicht viel höheren Werth haben als das dazu verwendete Stroh, die pecuniären Resultate also durchaus dürftige sind. Doch halte ich dies für unerheblich, da die Beschäftigung der Kranken keine Geldquelle bilden, sondern günstig auf ihren Zustand einwirken und besonders das dumpfe Hinbrüten verhindern soll, welches die Verblödung und den Verfall beschleunigt. Es giebt noch andere Verrichtungen, denen dieselben Vorzüge eignen, wie der Strohflechterei. Da sie aber wegen ihres der Fabrikarbeit ähnelnden Charakters an Werth für die Krankenbehandlung sammt und sonders hinter der Garten- und Feld-Arbeit zurückstehen, so bilden sie alle mehr oder minder einen Nothbehelf für den Winter und die zur Arbeit im Freien überhaupt ungeeigneten Kranken.

Weiblichen Kranken giebt man vorwiegend Näh- und Strick-Arbeiten in die Hand. Die Leistungsfähigeren werden in der Küche und bei der Wäsche passende Verwendung finden, doch lassen sich auch die Frauen sehr gut mit landwirthschaftlichen Arbeiten beschäftigen. Das Stricken ist den meisten so geläufig, dass sie es auch in den tieferen Graden des Blödsinns noch nicht verlernen. Nur können sie dann keine schwierigeren Arbeiten, wie z. B. einen Strumpf, herstellen, sondern sie stricken einfach „geradeaus“. Gleichwohl darf man ihnen darum, weil sie keine verwerthbaren Erzeugnisse liefern, durchaus nicht das Strickzeug nehmen, sondern muss sie im Gegentheil aufmuntern, weiter zu stricken und sie ob ihrer Leistungen beloben. Es ist durchaus nicht widersinnig, wenn man die eine Kranke damit beschäftigt, eine unbrauchbare Strickerei anzufertigen, und eine andere diese selbe Strickerei aufziehen und den Faden zu einem Knäuel wickeln lässt. Beiden ist damit geholfen. Sind die Kranken selbst zu diesen Arbeiten nicht mehr fähig, so können sie vielleicht noch Charpie zupfen. Auch diese Thätigkeit liefert ein werthloses Resultat, ist aber als Selbstzweck für den Kranken häufig von grosser Bedeutung.

Obgleich in den Pflege-Abtheilungen die Mehrzahl von selbst an die Arbeit geht und nur Wenige sich dagegen sträuben, so ist es doch nothwendig, durch gewisse Belohnungen zum Fleiss anzuspornen. Der Erfahrung eingedenk, dass man gewöhnlich mit geringen und nicht kostspieligen Mitteln schon sehr weit kommt, bringe man diese in ein System. Für die Männer sind die gebräuchlichsten Vergünstigungen Bier und Tabak, für die Frauen Backwerk und Obst. Dass alkoholische Getränke für viele Kranke schon in den geringsten Mengen schädlich sind und dass bei Leuten, die zum Trunke neigen, stets vollkommene Enthaltsamkeit, niemals nur Mässigkeit, gefordert werden muss, darf nicht vergessen werden. Als weitergehende Anerkennungen für Fleiss und Wohlverhalten hat man dann die Theilnahme an den Anstaltsfesten, an Spaziergängen und Ausfahrten, sowie schliesslich die Erlaubniss des freien Ausganges. Man soll zwar jedem Kranken das grösste Maass von Freiheit gewähren, das er verträgt, da man aber den Kreis, in dem sich der Kranke frei bewegt, stets allmählich erweitert, so ist es gegeben, die Gewährung immer grösserer Freiheit zu seiner Führung und seinem Eifer in scheinbar ursächlichen Zusammenhang zu setzen, sodass man dadurch gewissermaassen ein Erziehungsmittel erhält. Mit der Erlaubniss des freien Ausganges mag man in ländlichen, einsam gelegenen Anstalten sehr freigebig sein, während man ihr in grossen Städten nur vorsichtige Ausdehnung geben wird. Selbstverständlich ist die Zahl dieser Prämien mit vielerlei anderen Mitteln und Varianten fast in's Unendliche vermehrbar. Immer halte man aber fest, klein anzufangen und langsam zu steigern, damit man nicht zu rasch die Grenze erreiche, die durch die zur Verfügung stehenden Mittel gezogen wird.

Mit der beliebtesten und am meisten begehrten Belohnungsart, mit der Verabreichung von baarem Gelde, sei man vorsichtig.

Es ist nicht nur möglich, sondern sehr wünschenswerth, ausser den Kranken aus den sogenannten arbeitenden Ständen auch Leute, die in den Tagen ihrer Gesundheit in geistiger Arbeit oder auch in Nichtsthun herangewachsen sind, zur physischen Thätigkeit, besonders zur Wartung des Gartens, heranzuziehen. Gleichwohl wird auch dies bisweilen versagen und um in solchen Fällen den Kranken dennoch nicht ganz und gar unbeschäftigt zu lassen, erübrigt dem Arzt nur noch, zu allerlei Spielereien seine Zuflucht zu nehmen. Die unnützeste Beschäftigung ist für den Kranken noch besser als das völlige Nichtsthun.

Neben der Beschäftigung ist die Unterhaltung der Kranken in allen chronischen Fällen von der grössten Wichtigkeit. Bei den Angehörigen der vornehmeren Stände wird sie sogar die Arbeit grossentheils ersetzen müssen, was jedoch durchaus kein Vortheil für diese Kranken ist. Die Mittel zur Unterhaltung bestehen zunächst in allerlei

Spielen. Oft wird das Pflegepersonal oder auch die Aerzte diese Spiele in Aufnahme bringen müssen; später unterhalten sich dann die Kranken damit allein unter einander. Dass Kegelbahn und Billard in jede Anstalt gehören, ist ein allgemein anerkannter Satz, man muss aber auch darauf halten, dass sie fleissig benutzt werden. Das Gleiche gilt von einer grossen Zahl anderer Spiele. Wo das Beispiel der Aerzte nicht ausreicht, die Spiele beliebt zu machen, hilft man durch Aussetzen von Preisen nach. Selbst in den allerunruhigsten Abtheilungen sollten noch Spielkarten, sowie ein auf Wachstuch gemaltes Dame- und Mühlbrett mit sehr niedrigen und deshalb leichten Steinen aus Holz stets vorhanden sein und möglichst viel gebraucht werden. Und wenn diese Dinge auch so ungeschickt gehandhabt werden, dass sich zum Beispiel ein Kenner und Verehrer des „edlen Skatspiels“ darob entsetzt, so erfüllen die Karten doch ihren Zweck, wenn sie nur zwei sonst erregte Kranke veranlassen, eine Zeit lang ruhig mit einem Pfleger an einem Tische zu sitzen. Dass das Pflegepersonal diese Spielgeräthe nicht etwa dazu missbrauchen darf, sich damit unter einander zu vergnügen und die ihrer Aufsicht Anvertrauten ihre eigenen Wege gehen zu lassen, versteht sich von selbst. Auch ist dem Pflegepersonal eindringlich einzuschärfen, dass es unmöglich ist, einen Melancholiker gegen seine Neigung durch Spiele „aufzuheitern“. Wie denn einem Jeden, der an einer Irrenanstalt wirkt, der Grundsatz geläufig sein muss, dass man den frischen Erkrankungen durch möglichste Ruhe am besten gerecht wird, die mit chronischen Leiden Behafteten dagegen durch Heranziehung zu Arbeit und Spiel am ehesten vor dem Versumpfen rettet.

Dieser Satz gilt auch von der Musik. Es ist ein weit verbreiteter und sehr verderblicher Aberglaube, dass sie Schwermüthige günstig beeinflusse. Ein an schwerer Melancholie Leidender empfindet jede Art von Musik als eine Qual und seinem Zustand kann sie nur zum Nachtheil gereichen[1]). Dagegen ist in den Abtheilungen für chronisch Kranke die Musik eine sehr beliebte und zweckdienliche Unterhaltung. Doch verhält es sich mit ihr in den Irrenanstalten ebenso wie draussen: sie gefällt gewöhnlich demjenigen am besten, der sie macht, während sie bei Vielen derer, die sie anhören, Missfallen erregt. Es ist daher das Musiciren in den Abtheilungen zwischen den anderen Kranken nur mit Beschränkungen zu gestatten.

In den unruhigen Abtheilungen, besonders bei den Frauen, findet zuweilen auch eine sehr mässige Musik ganz ungetheilten Beifall ohne jeden Widerspruch. Wo das zutrifft, da kann man fast täglich gegen Abend eine Stunde oder noch länger musiciren lassen und, wenn geeignete Kräfte dazu fehlen, viele Kranke auch schon mit den Klängen einer Drehorgel oder Spieldose erfreuen. In solchen Fällen sind besonders Tanzweisen beliebt, nach denen dann die Insassen unter einander mehr oder weniger correct tanzen. Den weiblichen Kranken kann man überhaupt kein erwünschteres und zugleich wohlfeileres Vergnügen machen, als ihnen etwa wöchentlich einmal Gelegenheit zum Tanzen zu bieten. Die Männer haben viel weniger Freude an dieser Unterhaltung. In

---

[1]) Legge, Music and Musical Faculty in Insanity. Journal of Mental Science. Juli 1894. p. 371.

denjenigen Anstalten, die der Pflege beider Geschlechter dienen, hält man von Zeit zu Zeit, etwa 2 bis 4 mal im Jahre, grössere Festlichkeiten ab, bei denen Männer und Frauen zusammen tanzen. Für diese Gelegenheiten muss man natürlich bei der Auswahl der Theilnehmer etwas engere Grenzen ziehen, doch kann man auch hier meist noch mehr als die Hälfte aller Kranken zulassen, vorausgesetzt, dass mit den alkoholischen Getränken vorsichtig umgegangen wird und die Ueberwachung ausreichend ist.

In der Anordnung der Festlichkeiten ist eine grosse Mannigfaltigkeit möglich, und es ist für einen zu solchen Dingen geschickten Arzt eine lohnende Aufgabe, seinen Kranken immer neue Ueberraschungen zu bereiten. Theateraufführungen, Zaubervorstellungen, Concerte und viele ähnliche Dinge finden stets, auch bei mässigen Leistungen, ein dankbares Publicum. Im Sommer lassen sich derartige Feste im Garten abhalten. Reichen die Kräfte der Anstalt zu den Vorstellungen nicht aus, so mag man solche von aussen heranziehen. Schon Reil[1]) hat die Einführung von Concerten und Theateraufführungen in die Irrenanstalten vorgeschlagen, hatte dabei aber den wunderlichen Gedanken, man solle „eigene Schauspiele fürs Tollhaus“ schreiben und darin „jeden Narren seine eigenen Thorheiten lächerlich machen lassen“.

Für die Tanzvergnügungen und die meisten übrigen Unterhaltungen, besonders aber für die Concerte, braucht man ein eigenes Anstaltsorchester. Seine Einübung verlangt nicht nur viel Geduld, sondern auch Geschicklichkeit. Doch wird man häufig freudig überrascht sein,

[1]) Rapsodieen. 1803. S. 246.

selbst tiefstehende Idioten zu ganz anerkennenswerthen Leistungen heranbilden zu können, und zu beobachten, wie andrerseits oft Kranke, die auf allen anderen Gebieten schon dem Blödsinn verfallen sind, hier ihre frühere Leistungsfähigkeit zum grossen Theile erhalten haben. Diese Erscheinung hängt mit der merkwürdigen Thatsache zusammen, dass die musikalischen Fähigkeiten der zerstörenden Wirkung der Geisteskrankheiten den grössten Widerstand entgegensetzen[1]).

Gewöhnlich ist ein eigener Beamter, ein „Lehrer", mit der Pflege der Musik in der Anstalt betraut.

Die Musik wird in der Regel einen wesentlichen Punkt in dem Programme jeder Festlichkeit bilden. „Ein Fest, und sei es noch so klein, ist ohne Musik, wenigstens ohne Gesang, nicht denkbar" sagt Chr. Roller[2]).

Ein anderer wichtiger Theil der Unterhaltung ist die Lectüre, die man den Kranken bietet. Eine reiche Bibliothek darf zu dem Ende in keiner Irrenanstalt fehlen. Es wäre ganz falsch, in diese Büchersammlung nur ganz „leicht verdauliche" Werke aufzunehmen. Es müssen ja freilich auch in hinreichender Anzahl Bücher vorhanden sein, die dem geringen Bildungsgrade und dem erschöpften Gehirn ohne Anstrengung verständlich sind. Daneben kann aber die Unterhaltungsbibliothek der Irren-

---

[1]) Vgl. Ireland, Affections of the Musical Faculty in Cerebral Diseases. Journal of Mental Science. Juli 1894. p. 354. — Legge, Music and the Musical Faculty in Insanity, daselbst. p. 368.

[2]) Die Fürstlich Lippische Heil- und Pflege-Anstalt Lindenhaus in Brake bei Lemgo. Bielefeld 1891. S. 64.

anstalt sehr wohl auch wissenschaftliche Werke umfassen, die an die Vorbildung des Lesers hohe Anforderungen stellen. Selbstverständlich ist es dann nothwendig, für jeden Kranken das Passende auszuwählen. Dem tiefsten Blödsinn Verfallene freuen sich oft sehr über farbige Bilder. Für Paralytiker im Endstadium kann ein „unzerreissbares Bilderbuch" eine grosse Wohlthat sein. Nur muss man darauf achten, dass man nicht etwa einem im Dienste ergrauten Offizier ein Buch giebt mit der Aufschrift: „dem artigen Kinde". Zuweilen begeht man den Fehler, die Bücher ängstlich zu hüten, so dass man nicht wagt, sie unruhigen Kranken anzuvertrauen. „Wer zerreisst, erhält grundsätzlich keine Bücher"[1]). Auch für die allerverwirrtesten und zerstörungssüchtigsten Kranken müssen Bücher zur Verfügung stehen, die freilich rasch aufgebraucht werden und deshalb nicht inventarisirt sein dürfen. Sehr geeignet sind für diese Zwecke die alten Jahrgänge illustrirter Zeitschriften, wie fliegende Blätter, Daheim und dergl., die zu sehr geringem Preise in den Buchhandlungen mit Lesezirkel zu haben sind.

Auch Zeitungen müssen in reicher Anzahl vorhanden sein. Man lässt sie ihren Weg in den ruhigen Abtheilungen beginnen, dann in die unruhigeren wandern, bis sie schliesslich in den Händen eines erregten Paralytikers, der zum Zerreissen neigt, enden.

Spaziergänge und Ausflüge bilden einen wichtigen Bestandtheil der freien Behandlung. Sie tragen in hohem Grade dazu bei, den Kranken, und auch deren Angehörigen, das Unzutreffende des Vergleiches zwischen Irren-

---

[1]) Schäfer, Allgem. Ztschr. für Psychiatrie. Bd. 52. S. 1030.

anstalt und Gefangenenhaus klar zu machen. Die Zahl derer ist gering, die dauernd vollkommen unfähig sind, an irgend welchen Ausflügen theilzunehmen. Den ersten vorsichtigen Versuch in dieser Richtung macht man am besten, indem man den Kranken in Begleitung von zwei oder drei Gesunden und ruhigen Leidensgenossen innerhalb der Anstalt in einen Wagen steigen und dann eine Spazierfahrt von etwa halbstündiger Dauer, ohne unterwegs anzuhalten, unternehmen lässt. Wird der Weg passend gewählt, sodass man keinen oder nur wenigen Menschen begegnet, sind Kutscher und Begleiter wohl instruirt, so ist bei diesem Verfahren, selbst bei sehr unruhigen Patienten, kaum ein unangenehmer Zwischenfall zu befürchten, und in den meisten Fällen benehmen sich die Kranken tadellos.

Die meisten späteren Spazierfahrten und Spaziergänge von längerer Dauer werden eine Ruhezeit einschliessen, die gewöhnlich in irgend einem Wirthshause zugebracht wird. Kehren Kranke ein, die durch ihr Benehmen die Aufmerksamkeit auf sich ziehen, so ist es nothwendig, dass die Wirthe einigermaassen für den Verkehr mit ihren Gästen vorbereitet werden, damit sie sich ihnen gegenüber richtig benehmen, wenn nöthig abgesonderte Zimmer zur Verfügung stellen, und die Thätigkeit der begleitenden Wärter unterstützen. Die Mässigkeit im Genuss geistiger Getränke ist natürlich eins der Haupterfordernisse bei solchen mit Wirthshausbesuch verbundenen Ausflügen. Auch in Rücksicht auf diejenigen Pfleglinge, die das Vorrecht freien Ausgangs geniessen, ist es nützlich, dass die Wirthe in der Umgebung der Anstalt einige Fühlung mit den Aerzten haben.

Ruhigen Kranken gestattet man auch den Besuch von Museen, Theatern und Concerten, wenn sie sich leicht genug von der Anstalt aus erreichen lassen.

VI.

Einzelne Schwierigkeiten der Irrenpflege.

„Beschäftigung“ und „Unterhaltung“ hiessen im vorigen Abschnitt jene beiden wichtigsten Mittel zur relativen Heilung und zur Erziehung chronisch Geisteskranker; es beschäftigt uns jetzt die nicht minder bedeutungsvolle aber mühseligere Pflege der Schwerkranken. In stetem Kampf mit ihrem Leiden ihr Leben zu erhalten und zu verlängern, zugleich alle Beschwerden, so weit es in unserem Können steht, zu beseitigen oder zu lindern, das ist hier die vornehmliche Aufgabe, die uns in die schwierigsten Pflichten des Irrenarztes wie des Pflegepersonals hineinführt.

Die grösste Gefahr für das Leben der Kranken ist zweifellos die, besonders bei Melancholikern vorkommende, Selbstmordsucht. Das Mittel ihr vorzubeugen ist die beständige Ueberwachung bei gleichzeitiger Fernhaltung aller Gelegenheit, dem Leben durch eine Gewaltthat ein plötzliches Ende zu machen. Den Sprung aus dem Fenster macht ihre Construction, das Durchschneiden des Halses die Stumpfheit der Messer unmöglich. Gefährliche Instrumente jeder Art sind unerreichbar. Die Möglichkeit des Erhängens oder Erdrosselns scheitert an der beständigen Anwesenheit eines aufmerksamen Pflegepersonales.

Ein Mittel halten viele Kranke für unfehlbar zum sicheren Tode führend: die dauernde Nahrungsverweigernng. Sie gehört zu den unangenehmsten Aeusserungen der Geistesstörung. Nicht nur die Absicht des Selbstmordes, auch andere Motive kommen dabei in Betracht und es ist wichtig, die Aetiologie in jedem einzelnen Falle zu berücksichtigen[1]).

Die Frage, ob es überhaupt nothwendig sei, bei Nahrungsverweigerung jemals einzugreifen, ist in neuerer Zeit vielfach verneint worden[2]). Ohne Zweifel ist die Furcht vor der unmittelbaren Gefahr der Nahrungsverweigerung früher übertrieben und die Sondenfütterung daher zu häufig angewendet worden. Man hat behauptet, dass das Verhungern sehr lange daure, und dass die Kranken, ehe sie wirklich zu Grunde gehen, von selber wieder zu essen beginnen.

In den meisten Fällen hört die Abstinenz thatsäch-

---

[1]) Flemming, Pathol. u. Therap. der Psychosen. Berlin 1859. S. 383. — Emminghaus, Allgem. Psychopathologie. Leipzig 1878. S. 229. — Scheffler, Die Nahrungsverweigerung der Irren u. ihre Behandlung. Leipziger Diss. 1895. — Eickholt, Ueber die Aetiologie und Behandlung der Nahrungsverweigerung bei Geisteskranken. Allgem. Ztschr. für Psychiatrie. Bd. 37. S. 162.

[2]) L. Meyer, Therapeutische Monatshefte I. 1887. S. 167. Die Provinzial-Irrenanstalt Göttingen. 1891. S. 58. — Siemens, Archiv für Psychiatrie. Bd. 15. S. 42. — Verga, Annales médico-psych. Sér. II. tome 1. 1849. p. 483. — Oebeke, Allgem. Ztschr. für Psychiatrie. Bd. 27. S. 202. - Richarz, daselbst. S. 211. — Gemässigter sind: Richarz, Allgem. Ztschr. für Psychiatrie. Bd. 10. 1853. S. 186. — Tuczek, Archiv für Psychiatrie. Bd. 15. S. 785.

lich von selbst auf, wenn man nur den Muth hat, einige Tage ruhig zuzusehen. Eine zweckmässige Behandlung kann hier viel erreichen. Oft hilft Zureden, noch häufiger das Gegentheil, indem man das Hungern anscheinend unbeachtet lässt, den Kranken aber mit verlockenden Speisen und Getränken, die ihm ständig zur Hand sind und durch das Beispiel Anderer, die es sich wohl schmecken lassen, in Versuchung führt.

Dass Geisteskranke verhungern können und früher thatsächlich nicht selten verhungert sind, zeigt sehr deutlich Chiarugi. Er berichtet in seiner „Centurie von Beobachtungen" von wiederholten derartigen Fällen, da er von Sondenfütterung oder einer anderen Art künstlicher Ernährung noch nichts wusste. So starb sein „24. Fall"[1]) durch 13tägige Nahrungsverweigerung. Bei der Mittheilung des Sectionsergebnisses bemerkt Chiarugi[2]):

> „Ich habe den Magen in vier bis fünf Fällen bei solchen Personen untersucht, die an Enthaltung von Speisen gestorben waren, und habe immer dasselbe Resultat beobachtet."

Auch sein 86. und 95. Fall[3]) betreffen Melancholische, die freiwillig verhungerten.

Man nimmt an, dass Menschen, die weder Speise noch Flüssigkeit zu sich nehmen, nach 21 bis 22 Tagen

---

[1]) Vincenzo Chiarugi's Abhandlung über den Wahnsinn überhaupt und insbesondere. Uebersetzung aus dem Italienischen. Leipzig (G. D. Meyer) 1795. S. 601.

[2]) Daselbst, S. 602.

[3]) Daselbst, S. 688 u. 699.

sterben [1]), während solche, die Wasser trinken, 41 bis 63 Tage ohne Nahrungsaufnahme am Leben bleiben können [2]).

Siemens, der wahrlich kein grosser Freund der Sondenfütterung ist [3]), griff bei einem Paranoiker, der 12 Tage nichts, auch kein Wasser, genossen hatte, zur Schlundsonde, weil der Zustand höchst besorgnisserregend war, und erzielte einen sehr guten Erfolg [4]). Kornfeld berichtet [5]) von einem ärztlich nicht behandelten Melancholiker, der am 9. Tage der vollständigen Nahrungsverweigerung starb.

Selbst wenn es wahr sein sollte, dass ein wirkliches Verhungern der Kranken überhaupt nicht vorkomme, so würde man sie doch sehr gefährden, sähe man ihrer Nahrungsverweigerung wochenlang ruhig zu. Denn es ist unzweifelhaft, dass ihre Widerstandsfähigkeit darunter in hohem Grade leiden müsste. Thatsächlich habe ich mehrere Fälle gesehen, in denen Irre, die durch mangelhafte Nahrungsaufnahme sehr heruntergekommen waren, an croupöser Pneumonie — nicht etwa an Schluckpneumonie! — erkrankten und dieser erlagen. Auch die grosse Sterblichkeit der Melancholiker an Tuberculose, auf welche ich früher [6]) hingewiesen habe, beruht wohl

---

[1]) Landois, Lehrbuch der Physiologie, 8. Aufl. Wien und Leipzig 1893. S. 461.

[2]) Landois, daselbst. Moleschott, Lehre der Nahrungsmittel. 2. Aufl. Erlangen 1853. S. 71.

[3]) Archiv für Psychiatrie. Bd. 14. S. 568 und Bd. 15. S. 15.

[4]) Neurolog. Centralbl. Bd. 3. 1884. S. 409.

[5]) Allg. Ztschr. für Psychiatrie. Bd. 34. S. 636.

[6]) Allgem. Ztschr. für Psychiatrie. Bd. 44. S. 166.

zum Theil auf der dadurch herbeigeführten Widerstandslosigkeit gegen Infection.

Zwei von Siemens mitgetheilte Fälle[1]) sprechen sehr für die Annahme, dass sich Lungenschwindsucht besonders leicht bei Melancholikern mit unzureichender Ernährung ausbildet.

Schliesslich kann man die Sondenfütterung da, wo man nicht mit einem vollkommen zuverlässigen Pflegepersonal zu thun hat, als Vorbeugungsmittel gegen die Lungengangrän bezeichnen. Den meisten Menschen geht es gegen das Gefühl, einen Anderen dauernd hungern zu sehen. Gutmüthige Wärter können daher nur schwer widerstehen, die Kranken mit allen möglichen Versuchen zur Nahrungsaufnahme zu quälen, selbst unter Anwendung leichter Gewalt. Will man aber einem nicht sehr kräftigen Kranken gegen seinen Willen Nahrungsmittel eingiessen, so bringt man ihn dadurch in die grösste Gefahr Fremdkörper in die Lungen zu aspiriren, welche zu Lungengangrän Veranlassung geben, wenn seine Kräfte nicht zum vollständigen Aushusten ausreichen. Es muss deshalb dem Pflegepersonal jeder Versuch, mit Gewalt zu füttern, aufs strengste untersagt werden. Um sie dem Kampfe zwischen Gehorsam und Nächstenliebe nicht allzu sehr auszusetzen, schreite man früh genug zur künstlichen Ernährung. Hat man in einem einzelnen Falle ihre Nothwendigkeit erkannt, so erübrigt es, die beste Methode zu finden. Ehe die Technik der Sondenfütterung ausgebildet war, rieth man unter anderem, die Widerstrebenden durch Zuhalten der Nase zum Oeffnen des Mundes zu

---

[1]) Archiv für Psychiatrie. Bd. 15. 1884. Fall 13 u. 14. S. 39.

zwingen und dann mit einem Löffel die Speisen in den Mund einzuführen[1]). Merkwürdiger Weise kommt dieses Verfahren sogar noch in neuerer Zeit zur Anwendung[2]). Ich halte es für höchst gefährlich, da nur die äusserste Erstickungsnoth das Oeffnen des Mundes veranlasst, sodass zugleich damit eine heftige Inspiration erfolgt. Die Vorbedingungen für die Entstehung einer Fremdkörperpneumonie sind also gegeben, wenn während dieser Inspiration der Mund gewaltsam mit Speisen gefüllt wird.

Es kommt heute wohl überhaupt nur noch eine Methode in Betracht, die Fütterung mit der Schlundsonde. Denn bei der Anwendung von Nährklystiren hängt es ganz von dem guten Willen des Kranken ab, ob er die eingespritzten Stoffe bei sich behalten will oder nicht, und die subcutan beigebrachten Nährmittel reichen auf die Dauer nicht zur Erhaltung des Lebens aus. Beide Weisen versprechen daher nur in einzelnen leichteren Fällen Erfolg.

Zwei Arten von Schlundsonden kommen zur Verwendung, die weiche aus rothem, vulkanisirtem Kautschuk nach Nélaton mit der Oeffnung an der Spitze, also ohne seitliche Fenster, und die steife, sogenannte englische Sonde.

Die Technik der Schlundsondenfütterung ist diese: die betreffenden Patienten, die man zur Schonung der Kräfte möglichst das Bett hüten lässt, verbleiben darin; solche, die ausnahmsweise umhergehen, etwa, weil man

---

[1]) z. B. Schneider, Heilmittellehre gegen psychische Krankheiten. Tübingen 1824. S. 575. Dagonet, Traité des mal. ment. Paris 1862. p. 670.

[2]) Boettger, Die Nahrungsverweigerung der Irren. Leipzig 1878. S. 22.

hofft, dass sie heimlich essen möchten, werden auf einem Bett oder einem geeigneten Sopha niedergelegt. Hände und Kopf halten Wärter fest, jedoch so, dass die Ohren keinen Druck erleiden. Der Kopf darf nicht nach rückwärts geneigt sein, eher soll sich das Kinn der Brust nähern. In den weiteren der beiden unteren Nasengänge — sie sind selten von gleicher Weite — führt man die dickste weiche vorher mit Mandelöl bestrichene Sonde, welche eben noch ohne Schwierigkeit Durchgang findet, in sagittaler Richtung ein. Sobald man an die hintere Rachenwand anstösst, bewegt man die Sonde nur noch ganz langsam vorwärts, bis eine Schluckbewegung eintritt. Sieht man an dem Schliessen des Mundes und dem Emporsteigen des Kehlkopfes, dass der Kranke schluckt, so schiebt man die Sonde rasch um einige Centimeter weiter. Ist die Spitze auf diese Weise in den Oesophagus eingedrungen, also eigentlich von dem Kranken geschluckt worden, so macht die weitere Einführung keine Schwierigkeit mehr. Man braucht nur ruhig und langsam nachzuschieben. Führt man die bereits in die Speiseröhre eingedrungene Sonde zu hastig ein, so kann sie auch jetzt noch eine Schlinge bilden, die aus dem Munde hervortritt. Schluckt der Kranke nicht, so versucht man trotzdem in die Speiseröhre zu gelangen, indem man ruhig und stetig vorwärts dringt. Gelangt man statt dessen in den Kehlkopf, so bemerkt man dies gewöhnlich sogleich an dem Husten und der Athemnoth und zieht natürlich die Sonde schleunigst zurück. Drückt der Kranke den Zungengrund sehr nach hinten, so kann die Sonde, besonders wenn der Kopf nach hinten geneigt ist, über die Zunge in den Mund abbiegen, wo sie dann zum Vorschein kommt. Auch in diesem Falle ziehe man die Sonde zurück und führe von neuem ein. Glaubt man, mit der Spitze der Sonde im Magen angelangt zu sein, so überzeuge man sich stets von ihrer richtigen Lage und ihrer Durchlässigkeit, indem man durch einen Gummiballon Luft einbläst und zugleich den Magen auscultirt. Ehe man den zusammengedrückten Ballon loslässt, presse man die Sonde mit den Fingern luftdicht zusammen, damit man nicht bei der Wiederausdehnung des Gummiballes den Mageninhalt oder die Schleimhaut aspirirt.

Nach dieser Prüfung setze man auf die Sonde eine kurze Glasröhre und auf diese einen Gummischlauch von $^1/_2$ bis 1 Meter Länge, der an seinem anderen Ende einen unten grade abgeschliffenen Glastrichter von etwa 2 Litern Fassungsvermögen trägt. Der lange Schlauch mit dem grossen Trichter macht die Operation bedeutend bequemer und sicherer. Bringt man unmittelbar mit der Sonde einen kleinen Trichter in Verbindung, so ist eine Person durch das langsame und vorsichtige Eingiessen der Nahrungsflüssigkeit in Anspruch genommen und das Tempo des Einlaufens nur in sehr geringem Masse zu regeln. Bei unserem Verfahren dagegen schüttet man den ganzen Vorrath an Flüssigkeit auf einmal in den Trichter, der dadurch höchstens zur Hälfte gefüllt wird und hat es ganz in der Hand, ob man durch Heben des Trichters das Hinüberlaufen der Nahrung beschleunigen, oder durch Senken es verlangsamen will. Man kann es, bringt man den Trichter in die Höhe des Magens, ganz aufhören lassen und vermöchte sogar die bereits im Magen befindliche Flüssigkeit mit beliebiger Geschwindigkeit zurücklaufen zu lassen. Drückt der Kranke sehr heftig mit der Bauchpresse, so hat dies bei einem langen Schlauch und grossen Trichter keinerlei üble Folgen, während es anders leicht gelingt, die Ernährungsflüssigkeit über den Rand des kleinen Trichters hinauszutreiben.

Sollte es einmal nicht gelingen, mit der Nélaton'-schen Sonde in die Speiseröhre zu gelangen, so muss man zu der steifen, englischen Sonde greifen. Diese kann der Kranke nicht mit dem Zungengrunde abbiegen, wohl aber kann sie bei unvorsichtiger Handhabung Verletzungen verursachen.

In den seltenen Fällen, in welchen beide Nasengänge so eng sind, dass auch die dünnsten Sonden nicht hindurch gehen, muss man durch den Mund füttern, wobei denn freilich die Schwierigkeit besteht, den Kranken zum Oeffnen des Mundes zu bringen und das Schliessen durch einen zwischen die letzten Backenzähne eingeklemmten Kork oder eine ähnliche Vorrichtung zu verhindern.

Zur Sondenfütterung verwendet man zweckmässig Fleischbrühe oder Milch, in welche Eier und gestossener Zucker gerührt werden. Zuweilen ist ein Zusatz von Wein oder Cognac nützlich. Nach längerer Hungerperiode darf man nur kleine Quantitäten, höchstens $^1/_4$ Liter — und auch dies nur langsam einfliessend — auf einmal geben und wird dann diese Manipulation dreimal täglich wiederholen müssen. Zu den allerersten künstlichen Darreichungen nach langem Fasten verwende man nur klare Fleischbrühe. Ist der Magen wieder an die Nahrungsaufnahme gewöhnt, so kann man grössere Quantitäten, bis zu einem Liter, auf einmal geben und dies dann nur zweimal am Tage.

Die dabei verwendete Flüssigkeit soll ungefähr Körpertemperatur haben. Pepton zuzusetzen ist, sofern nicht eine schwere Magenstörung vorliegt, keine Veranlassung.

Sehr unangenehm ist es, wenn während der Sondenfütterung Erbrechen eintritt. Man entferne dann sofort die Sonde, richte den Kranken zum Sitzen auf und lasse ihn los. Die späteren Versuche haben dann sehr vorsichtig zu geschehen. Besonders verwende man nur ganz kleine Quantitäten Flüssigkeit und lasse diese ganz langsam einlaufen. Würgbewegungen nach vollendeter Nahrungsaufnahme sind ziemlich gleichgültig. Das nächste Mal nehme man alsdann die Quantität etwas geringer und steigere sie langsam.

Beim Zurückziehen nach jedesmal beendeter Darreichung drücke man die Sonde zusammen, sodass die Flüssigkeit, welche gewöhnlich ihre Spitze noch füllt, nicht herauslaufen und etwa in den Kehlkopf gelangen kann. Bei der steifen Sonde erreicht man denselben Zweck, wenn man mit einem Finger die obere Oeffnung der Sonde schliesst.

Bei jedem Falle künstlicher Ernährung vergesse man nicht, dass es sich doch nur um einen Nothbehelf handelt, auch wenn das Körpergewicht zunimmt. Man bemühe sich also stets, den Kranken wieder zum freiwilligen Essen zu bewegen, ihm fortwährend Gelegenheit gebend, auch unbemerkt, zu essen. Ist der Ernährungszustand gut, so kann man ohne Bedenken einige Tage die Fütterung aussetzen, wenn man nach dem sonstigen Verhalten des Kranken hoffen darf, dass ihn der Hunger zur selbständigen Nahrungsaufnahme treiben werde. Kranke, die jahrelang mit der Sonde ernährt werden und sich für die Operation zurechtsetzen „wie zum Rasiren", sind Kunstproducte, die nicht vorkommen dürfen.

Eine besondere Sorgfalt erfordern die kleinen Hautabschürfungen und ähnliche unbedeutende Verletzungen, welche in den Irrenanstalten wie überall vorkommen. Sie haben aber für den Psychiater eine ganz andere Bedeutung wie für jeden sonstigen Arzt, denn für jede Verletzung, die in einer Irrenanstalt durch Vernachlässigung inficirt wird und so dem Kranken Schmerzen oder Gefahr bringt, darf man die Anstalt verantwortlich machen. Die Beobachtung und Pflege soll in der Irrenanstalt so sorgfältig sein, dass die Infection einer Wunde, und sei sie noch so klein, überhaupt vermieden wird. Hält man diesen Grundsatz fest, so erwächst dem Irrenarzte eine erhebliche Arbeit aus ganz winzigen Verletzungen, um die sich draussen kein Arzt kümmern würde. Ihre Behandlung besteht in energischer Desinfection. Um die Eintrittsstelle für Infectionskeime zu schliessen, kann man die betreffende Stelle mit einem Verband bedecken. Es ist dies aber kostspielig, umständlich und bei den meisten Kranken sehr unbeliebt. Man erreicht dasselbe einfacher dadurch, dass man einen festen Schorf auf der verletzten Stelle erzeugt, was am besten durch Bepinseln mit Jodtinctur geschieht. Ich habe dieses einfache Verfahren durch Herrn Professor Grashey kennen und schätzen gelernt. Der Jodschorf muss täglich nach erfolgter Desinfection ausgebessert werden, indem man durch wiederholtes Bepinseln eine neue Kruste erzeugt. Dass dies Verfahren nur bei ganz kleinen Verletzungen anwendbar ist, liegt auf der Hand, aber grade durch diese Behandlung auch der unerheblichsten Wunden wird man oft Phlegmonen und anderen Infectionskrankheiten vorbeugen können.

Die chirurgische Behandlung ist in den Irrenanstalten die gleiche wie draussen. Bei sehr unruhigen Kranken sind jedoch einige Vorsichtsmassregeln angebracht. So glaube ich, dass man bei ihnen die grossen langen Incisionswunden womöglich vermeiden und lieber durch zwei kleine Incisionen ersetzen soll, die eine Durchspülung der Wundhöhle mit Flüssigkeit gestatten. Man kommt sonst oft in grosse Verlegenheit, bei einem erregten Kranken das Heilen der grossen, künstlich gemachten Verletzungen abwarten zu müssen. Ihre Unruhe hemmt diesen Process oft gar sehr.

Besondere Vorsicht verlangt bei Geisteskranken eine sonst sehr einfache Operation, die Anwendung des Katheters. Man wird viel häufiger als bei geistig Gesunden die elastischen Katheter wählen müssen, denn einen kräftigen, sehr heftig widerstrebenden Kranken mit einem Metallkatheter zu behandeln, ist immer ein kleines Wagniss. Jedenfalls habe man dabei immer die hinreichende Anzahl von Wärtern bei der Hand, um bei unvermuthet eintretender Unruhe nicht nur die Hände, sondern auch das Becken sicher fixiren lassen zu können. Die Beobachtung der Blase ist besonders bei Paralytikern sehr wichtig und es entstehen durch Unachtsamkeit in dieser Beziehung leicht Schäden, die später nicht mehr gut zu machen sind. Wird die Ausspülung der Blase nothwendig, so geschieht sie natürlich mit denselben Vorsichtsmassregeln, wie der Katheterismus. Auch die Reinigung des Mastdarms, die dem Kothschmieren vorbeugen oder irgend welchen anderen Zwecken dienen soll, erfordert die grösste Vorsicht. Die Eingiessungen mittelst langen Schlauchs und Trichters sind der Anwendung einer Spritze vorzuziehen. Auf keinen Fall darf der in das Rectum eingeführte Theil die Form einer Spitze haben, sondern muss olivenförmig und an einem langen Gummischlauche befestigt sein. Hinter der Anschwellung findet sich eine seichte Furche. Wird die Olive in den Mastdarm eingeführt, so greift der Sphincter ani in diese Einkerbung ein und hält die Olive fest. Die Anwendung anderer Instrumente verursacht, wenn die Kranken unruhig sind, leicht Verletzungen. So berichtet z. B. Ernst Vix [1]), dass ein Kranker, welchem zur Bekämpfung von Oxyuren Eingiessungen von verdünntem Essig gemacht wurden, eine erbsengrosse, scharfrandige Durchbohrung der Mastdarmwand 4 Centimeter oberhalb des Sphincter ani ext. davontrug, veranlasst „entweder durch Widerstreben und unwillkürliche Bewegungen von Seiten des Kranken oder durch Unvorsichtigkeit des Krankenwärters bei Einführung der Hornspitze der Klystierspritze". „Erst nach schweren pyämischen Symptomen und operativen Eingriffen konnte endlich der glückliche Ausgang eines Falles erzielt werden, den warnend mitzutheilen um so mehr Pflicht sein dürfte, als derartige unvorsichtige Verletzungen, bei Application von Klystieren auch anderswo, und vielleicht öfter wie bekannt geworden, sich ereignet haben."

An dieser Stelle sei auch darauf aufmerksam gemacht, die Hernien bei Blödsinnigen und allen denen, die ausser Stande sind, hinreichend auf sich zu achten, stets

---

[1]) Ueber Entozoen bei Geisteskranken, insbesondere über die Bedeutung, das Vorkommen und die Behandlung von Oxyuris vermicularis. Allgem. Zeitschrift für Psychiatrie, Band 17 (1860), Seite 280.

im Auge zu behalten, wenn man nicht einmal durch die Entdeckung eines schon seit Tagen eingeklemmten Bruches überrascht werden will. Das Pflegepersonal werde angewiesen, die Reponirbarkeit der Hernie jeden Tag morgens und abends festzustellen und sich bei dem geringsten Zweifel sofort an den Arzt zu wenden. Auch beim Baden achte man darauf, wer etwa mit einem Bruchleiden behaftet ist, damit kein derartiger Fall sich der Kenntniss der Anstaltsleitung entziehe. Bei Vielen, die keine Bandagen dulden, ist die aufmerksame Beobachtung des Bruchschadens das einzige, worauf sich seine Behandlung beschränken muss.

Seitdem man weiss, dass Othämatom und Rippenbrüche auf die Einwirkung äusserer Gewalt zurückzuführen sind[1]), wenn möglicherweise auch eine Erkrankung der betreffenden Gewebe als vorbereitende Ursache mit in Betracht zu ziehen ist, bemüht man sich, diese Verletzungen in den Irrenanstalten zu vermeiden. Ein Verbot für die Wärter, ihre Pflegebefohlen mit Schlägen auf die Ohren zu tractiren, wird ja hoffentlich in keiner Irrenanstalt nothwendig sein. Darum handelt es sich hier auch nicht, sondern um die Vermeidung viel geringerer Gewaltwirkungen, welche nicht der Rohheit, sondern der besten Absicht entspringen können. Wenn man einem widerstrebenden Melancholiker mit der Schlundsonde Nahrung zuführen will, so muss sein Kopf fixirt werden. Ein ungeschickter Wärter thut dies vielleicht in der Weise, dass er seine beiden Hände dem sich Sträubenden flach an die Seiten des Kopfes legt und

---

[1]) v. Gudden, Allgem. Zeitschr. f. Psychiatrie Bd. 17 S. 121.

damit die Ohren bedeckt, zugleich aber auch drückt. Dies genügt bei heftiger Gegenbewegung zuweilen zur Hervorbringung eines Othämatoms. Man gewöhne also die Wärter daran, die Ohren ihrer Pfleglinge unter allen Umständen als ein noli me tangere anzusehen.

Bedenklicher sind die Rippenbrüche. Sie können unter Umständen schon dadurch entstehen, dass ein Wärter einen renitenten Kranken, um ihn zum Mitgehen zu veranlassen, um den Leib fasst. Man untersage diesen Griff auf das Allerstrengste, dulde überhaupt niemals und unter keinen Umständen, dass ein einzelner Wärter den Versuch mache, einen widerstrebenden Patienten zu führen. Wenn der Fall eintritt, dass ein solcher Widerstand gebrochen werden muss, so gehören dazu stets mindestens zwei Personen, welche den Kranken in die Mitte nehmen und seine Arme an Handgelenk und Ellenbogen umfassen. In allen schwierigen Fällen rufe man aber mehr als zwei Wärter herbei. Diese Maassnahme erregt gewöhnlich das tiefe Misfallen des jüngeren Pflegepersonales. Man kann zuweilen die Aeusserung hören „O, ich brauche keine Hülfe, ich werde schon allein mit dem Kranken fertig". Derartige Auffassungen weise man auf das Schärfste zurück. Die Irrenpflege bietet keine Gelegenheit, seine „Schneidigkeit" im Ringkampfe zu zeigen, es kommt vielmehr darauf an, möglichst schonend zu verfahren, wenn sich denn einmal die Anwendung von Zwang nicht ganz vermeiden lässt. Dazu ist es aber nothwendig, dass ein wirklicher Widerstand des Kranken gar nicht möglich ist wegen der grossen Zahl der ihn umgebenden Wärter. Immer bedenke man aber, dass jede physische Nöthigung ein trauriger Nothbehelf ist, den zu vermeiden eine humane Irrenpflege Alles aufbieten soll.

Auch die Lungengangrän kann durch das Ungeschick der Pfleger verschuldet werden. Man glaubte früher, dass sie eine Folge der Nahrungsverweigerung sei [1]), es gilt heute aber wohl als zweifellos, dass nicht die Abstinenz selbst, sondern die ungeschickten Versuche, sie zu brechen, für das Auftreten der Lungengangrän verantwortlich zu machen sind. Ein Kranker, der nicht essen will, beisst die Zähne aufeinander und presst die Lippen fest zusammen, wenn man ihnen einen Löffel voll Suppe nähert. Ein unausgebildetes Pflegepersonal sieht nun in diesem Mundverschluss die Hauptschwierigkeit und erinnert sich, dass man zum Oeffnen jeden Menschen sehr einfach durch Zuhalten der Nase zwingen kann. Macht man von diesem rohen Verfahren einem Kranken gegenüber Gebrauch, so kommt er, wie oben (Seite 89) gezeigt wurde, in die grösste Gefahr, dass ihm Fremdkörper in die Lungen gerathen und Gangrän verursachen.

Es muss dem Pflegepersonale also auf das Schärfste verboten werden, der Nahrungsverweigerung mit Gewalt zu begegnen. Es werde einfach dem Arzte gemeldet, dass der Kranke keine Nahrung nehmen will, und dieser bestimmt dann das einzuschlagende, bereits oben erörterte Verfahren.

Lungenbrand kann aber auch schon dadurch entstehen, dass man sehr schwachen und besonders den paralytischen Kranken Nahrung in ungeschickter Weise

---

[1]) Guislain, Leçons orales sur les phrénopathies. Gand. 1852. Bd. 1 S. 432. — Hergt, Allg. Zeitschr. für Psychiatrie, Bd. 4 S. 396.

einflösst. So darf in liegender Stellung niemals und unter keinen Umständen mit dem Löffel gefüttert werden, sondern man richte entweder den ganzen Oberkörper auf, sodass der Kranke im Bette sitzt, oder man unterstütze wenigstens den Oberkörper durch mehrere untergeschobene Kissen und hebe dann die Schultern und den Kopf soweit nach vorn, dass man in horizontaler Richtung den Löffel zum Munde führen kann und nicht von oben nach unten. Das Füttern selbst muss sehr langsam vor sich gehen und es darf der nächste Löffel erst dann geschöpft werden, wenn der Inhalt des vorhergehenden heruntergeschluckt ist. Viele Paralytiker im Endstadium sind, obwohl sie kaum noch zu schlucken vermögen, beim Essen sehr gierig und verlangen lebhaft nach jeder Speise, die sie sehen, auch wenn sie den Mund noch ganz voll haben. Man muss aus diesem Grunde auch manchen Paralytikern, welche die Speisen noch selber zum Munde führen können, ihre Nahrung langsam und in kleinen Quantitäten geben. Ueberliesse man ihnen Alles auf einmal, so würden sie sich hastig den ganzen Mund vollstopfen und Gefahr laufen zu ersticken. Befolgt man aber die obige Regel streng und zerschneidet ausserdem alle Speisen ganz fein, so hat man nichts zu befürchten. Geräth einmal ein Paralytiker in Erstickungsgefahr, so muss das Pflegepersonal sofort mit der Hand in den Mund des Kranken fahren, ihn leeren und den Kehldeckel frei machen.

Hustet ein schwacher Kranker, während er gefüttert wird, so muss dies gleich unterbrochen werden bis der Hustenreiz gestillt ist. War der Kranke noch nicht in sitzender Stellung, so ist dies sofort nachzuholen. Wenn also unseres Erachtens die Lungengangrän meist dem Ungeschick der Pfleger bei der Ernährung widerspenstiger und schwacher Kranken zuzuschreiben ist, so soll damit durchaus nicht in Abrede gestellt werden, dass in einzelnen Fällen auch ohne solches Verschulden jenes Leiden entstehen kann.

Schliesslich sind die bettlägerigen Patienten noch zwei Erkrankungseventualitäten ausgesetzt, welche sich durch sorgfältige Pflege ebenfalls ziemlich sicher verhüten lassen, der hypostatischen Pneumonie und dem Decubitus.

Ein Kranker, den die Schwäche hindert sich aus eigener Kraft im Bette umzuwenden oder ein solcher, den die Anästhesie der Haut gegen einen dauernd auf dieselbe Körperstelle wirkenden Druck unempfindlich macht, bleibt regungslos im Bette liegen; es werden dadurch stets dieselben Stellen der Haut gedrückt und dieselben Theile der Lunge nehmen die tiefste Stelle ein, werden also, wenn die Herzthätigkeit schwach und unzureichend ist, mit Blut immer mehr überfüllt. Daraus entsteht der Decubitus und die hypostatische Pneumonie. Um sie zu verhüten, muss man den Kranken in bestimmten Zeitabständen die Lage wechseln lassen, man muss ihn „wenden“. Wo immer die Möglichkeit einer Lungenhypostase zu besorgen ist, ordnet man etwa für alle vier oder alle zwei Stunden eine Aenderung der Lage an. Dabei kann man entweder zwischen der rechten und linken Seitenlage wechseln oder dazwischen auch die reine Rückenlage anwenden. Auf diese Weise wird man es verhindern, dass die Kranken an hypostatischer Pneumonie zu Grunde gehen. Freilich darf man nicht aus dem Vorhandensein von Hypostasen in der Leiche auf eine Vernachlässigung des Verstorbenen schliessen wollen. Sie sind vielmehr in einzelnen Fällen, wenn die Kranken sehr langsam hinsiechen und die Herzthätigkeit nach und nach schwächer und immer schwächer wird, unvermeidlich — und dann nicht die Todesursache, sondern eine Theilerscheinung der allmählichen Auflösung.

Nur wenige Entdeckungen haben einen so tief einschneidenden Einfluss auf die praktische Irrenpflege gehabt, als die Gudden'sche Beobachtung, dass der Decubitus nicht als eine unvermeidliche, auf Störungen in den trophischen Nerven beruhende Erscheinung anzusehen ist, sondern aus rein mechanischen Ursachen erklärt werden kann. Es folgt hieraus unmittelbar die Pflicht der Irrenpflege, den Decubitus zu verhindern.

Die beiden von aussen wirkenden, den Decubitus erzeugenden Factoren sind der beständige Druck auf ein und dieselbe Hautstelle und die Feuchtigkeit. Von Seiten des Kranken begünstigt dies die Gefühllosigkeit der Haut, die Unfähigkeit die Lage zu verändern, und vielleicht auch eine nicht näher bekannte Schwäche des Stoffwechsels oder eine ähnliche die Widerstandsfähigkeit der Gewebe ungünstig beeinflussende Veränderung.

Der Weichung der Haut durch Feuchtigkeit wird dadurch vorgebeugt, dass man den Kranken, bei dem während der Nacht gewacht werden muss, regelmässig zum Uriniren anhält, und ihn, falls er trotzdem Urin in das Bett lässt, immer wieder trocken legt. Die Verhütung des Druckes ist etwas schwieriger. Zunächst achte man bei allen bettlägerigen Patienten sorgfältig darauf, dass das Betttuch stets glatt und ohne Falten ausgebreitet sei und dass nicht Brodkrumen oder andere feste kleine Gegenstände in das Bett gerathen. Die Kranken, die nicht selber ihre Lage oft genug verändern, müssen ebenso gewendet werden, wie es oben bei der Besprechung der hypostatischen Pneumonie angegeben ist. Da sich über dem Kreuzbein am leichtesten rothe Stellen bilden, die ein Wundliegen befürchten lassen, so wird man in manchen Fällen nur zwischen der rechten und linken Seitenlage wechseln und die Rückenlage ganz vermeiden. Will man die Gegend des Kreuzbeines oder der Trochanteren vor jedem Drucke bewahren, so bettet man die Kranken so auf ein nicht zu stark aufgeblasenes ringförmiges Luftkissen, dass die verdächtige Hautstelle von dem Kissen umschlossen wird. Die bedrohten Stellen werden überdies täglich mindestens zweimal mit Sublimatspiritus (1 : 1000) gewaschen. Bei Befolgung dieser Maassregeln entsteht, wie die Erfahrung lehrt, kein Decubitus.

Kommt ein bereits wundgelegener Kranker in die Anstalt, so suche man ihn davon zu heilen und beachte auch hier als die Hauptsache die Vermeidung von jedem Druck auf die kranke Hautstelle, also die zweckmässige Lagerung mittelst Luftkissen.

Wir kommen zur Behandlung der Unreinlichkeit[1]).

Man kann die unsauberen Kranken in zwei Klassen theilen, diejenigen, welche aus Schwäche und Unachtsamkeit sich verunreinigen, und solche, die aus der Freude am Unfug absichtlich ihre Excremente zum Beschmieren

---

[1]) Schüle, Allgem. Zeitschr. für Psychiatrie, Bd. 37, S. 669. — Näcke, daselbst, Bd. 52, S. 373. — Lindenborn, Archiv für Psychiatrie, Bd. 17, S. 322.

der Wände und anderer Flächen gebrauchen. Jene bieten der Behandlung ein dankbares Feld, diese stellen der Irrenpflege eine der schwierigsten Aufgaben.

In den Abtheilungen für Unreinliche muss das Pflegepersonal die Insassen in bestimmten Zeitabständen, jedenfalls aber gleich nach dem Aufstehen und abends unmittelbar vor dem Schlafengehen, auf den Abort führen. Bei vielen hat diese einfache Massregel einen vollen Erfolg, bei anderen mindert sie die Unreinlichkeit wenigstens sehr. Die während der Nacht Unreinen lässt man ein oder zweimal wecken, um sie auf den Nachtstuhl zu setzen. Es liegt darin durchaus keine Rücksichtslosigkeit, da man ihnen ja beliebig lange Zeit zum Ausschlafen lassen kann. Verunreinigt sich ein Kranker bei Nacht, so bereitet ihm das dann nothwendige Umbetten so viel Unbehagen, dass er sich lieber zweimal wecken lassen wird. Bei Vielen wird das nächtliche Urinlassen schon dadurch verhütet, dass man ihnen abends keine Flüssigkeiten, auch nicht in Gestalt von Suppe, giebt. Der Arzt hat wohl darauf zu achten, ob nicht etwa das häufige Urinlassen seine Ursache in einer dauernden Ueberfüllung der Blase hat. In solchen Fällen muss rechtzeitig katheterisirt werden. Es ist nützlich, wenn sich die jungen Irrenärzte daran gewöhnen, jedem im Bett liegenden Paralytiker die Blasengegend häufig zu percutiren. Das Pflegepersonal muss dazu erzogen werden, über die Urinentleerung seiner Patienten, besonders der körperlich Gebrechlichen und Blödsinnigen, genau zu wachen, ebenso über den Stuhlgang. Sobald ein Kranker einen Tag lang gar keinen Urin oder häufig geringe Quantitäten lässt, muss der Arzt davon unterrichtet werden; er wird oft eine überfüllte Blase finden, die, vernachlässigt, ernste Gefahren bringen kann.

Gelingt nun trotz aller Bemühungen die Erziehung eines Kranken zur Sauberkeit nicht, so ist grosse Sorgfalt am Platze, dass ihm daraus kein Schade erwachse. Zu diesem Zwecke müssen die nassen Kleider und Wäschestücke stets sogleich von dem Körper entfernt und dieser gewaschen werden. Bei Beschmutzung mit Koth wird in der Regel ein Vollbad am zweckmässigsten sein. Bei Tage ist jede Verunreinigung leicht bemerkbar und ein nur einigermaassen aufmerksames und ordentliches Pflegepersonal wird ohne Schwierigkeiten seine Pflicht erfüllen können, bei Nacht ist die Sache aber complicirter. Hier spielt zunächst die Sorge für die Erhaltung des Bettzeuges eine gewisse Rolle. Es ist durchaus ungerechtfertigt, einem Kranken, weil er Nachts unreinlich ist, die Wohlthat eines bequemen und warmen Bettes entziehen zu wollen. Fast allen kann man ruhig ihre Sprungfeder- und Rosshaar-Matratze lassen, nur muss man diese allerdings durch eine Gummieinlage vor dem Durchnässen schützen. Auf die Gummieinlage decke man ein mehrfach gefaltetes Tuch, welches den Urin aufsaugt, und über dieses das Laken. Verunreinigt sich nun der Kranke, so wird alles oberhalb der Gummieinlage entfernt, diese selbst abgewaschen und abgetrocknet, dann ein frisches Tuch und ein frisches Laken aufgelegt. Bei schwerkranken oder sehr schwachen Patienten sollen die frischen Bettstücke gewärmt sein.

Die Angehörigen jener anderen Kategorie, welche nicht aus körperlicher oder geistiger Schwäche unreinlich sind, sondern absichtlich mit ihren Excrementen Unfug treiben, die sogenannten „Schmierer“ bilden ein Kreuz der Irrenanstalten und eine schwere Plage des Pflegepersonales. Es giebt kaum eine härtere Probe für die Geduld und Güte des Wärters als das Gebahren eines Schmierers, der täglich mehrmals sich kleine Mengen Koth aus dem Rectum herauszieht, damit in grosser Geschwindigkeit alle Ritzen, Unebenheiten und Winkel, die er erreichen kann, ausstreicht, kleine Ballen gegen die Decke wirft, dass sie daran kleben bleiben, und mit dem Reste die eigenen Haare einsalbt. Solche Kranke sind zum Glück nicht häufig und begegnen wohl nur da, wo man, etwa durch starke Ueberfüllung oder durch andere Umstände gezwungen, dauernde Isolirung angewendet hat.

Um das Schmieren zu verhüten, muss man möglichst vermeiden, dem Kranken das Material dazu in die Hände kommen zu lassen. Man kann durch die Diät auf möglichst geringe Kotherzeugung hinwirken und hat zu dem Ende sogar die Brandt'sche Suppe erfunden, „bei der die Kranken oft in drei Tagen nur wenige harte Fäces produciren und doch an Körpergewicht nicht abnehmen, wenigstens für einige Wochen[1])“.

Ich habe über diese diätetische Verhütung des Schmierens keine Erfahrung, halte es auch nicht für gerechtfertigt, zur Unterdrückung eines Krankheitssymptomes, das für den Kranken ungefährlich, wenn auch für die Umgebung höchst lästig ist, zu einer so einscheidenden Maassregel zu greifen. Es kommt also darauf an, den Koth zu entfernen, ehe er zum Schmieren misbraucht werden kann.

---

[1]) Allgem. Zeitschr. für Psychiatrie, Bd. 37 S. 674.

Das geschieht durch sorgfältige unausgesetzte Ueberwachung, und, wenn dies nicht ausreichen sollte, im Nothfall durch tägliche prophylactische Eingiessungen, die allen Koth aus dem unteren Theile des Mastdarmes entfernen. Nun ist aber zu einem seinen Zweck erfüllenden Einlauf bis zu gewissem Grade die Mitwirkung oder wenigstens der gute Wille, die Duldung, von Seiten des Kranken erforderlich. Man kann zwar auch dem widerstrebensten Kranken ohne jede Gefahr ein Klystier appliciren (vergl. Seite 96), aber dieser kann den Erfolg der Ergiessung vereiteln, wenn er das Wasser sogleich noch während des Einlaufens wieder herausdrückt; und daran kann man ihn nicht hindern. In solchen Fällen bleibt nur übrig, ihn genau zu überwachen und ihm den Koth, sobald er zu Tage tritt, zu nehmen. Manche kann man dazu bringen, ihrem Thatendrang auf andere Weise Genüge zu leisten, als gerade durch das Kothschmieren. Wenn man ihnen sehr viel Papier giebt, so unterhalten sie sich damit dieses zusammenzufalten und zu zerreissen, einige sind sogar zum Zeichnen oder zum Stricken zu bewegen, wenn man sich nur dazu entschliesst, ihnen Material in hinreichender Menge zu opfern.

Dass viele Vertreter dieser Klasse nur einer falschen Behandlung, besonders einer übertriebenen, dauernden Isolirung ihre üble Angewohnheit verdanken, haben wir schon wiederholt erwähnt. Bei ihnen kann man Wunder wirken, wenn man sie ganz einfach aus ihrer Verwahrlosung herausnimmt, sie sauber kleidet, in eine angenehme Umgebung bringt und in passender Weise beschäftigt oder unterhält. Dies sind die Kranken, die man durchaus nicht sich selber überlassen darf.

Trotz alledem werden auch in den best geleiteten Irrenanstalten zuweilen verschmierte Zimmer zu säubern sein. Es ist klar, dass in solchen Räumen alle Flächen möglichst glatt und widerstandsfähig gegen die rücksichtsloseste Behandlung mit Wasser, Seife, Chlorkalk und Bürste sein müssen.

Es erübrigt noch, einige Dinge mehr äusserlicher Art zu betrachten, die im Privatleben jeder Einzelne nach seinem persönlichen Geschmack einrichtet, die aber in einer grossen Irrenanstalt bis zu gewissem Grade einheitlich geregelt sein müssen.

Die Kleidung der Kranken, soweit die Anstalt dafür sorgt, ist in den meisten Irrenanstalten aus ein und demselben Stoffe und nach demselben Schnitt hergestellt. Das ist von ökonomischem Standpunkte aus recht zweckmässig und mag auch einem militärisch gewöhnten Auge angenehm sein. Doch ist dabei zu beachten, dass der Mehrzahl der Menschen nur zwei Arten uniformer Bekleidung geläufig sind, der Soldatenrock und die Zuchthaustracht. An die grellfarbigen militärischen Uniformen, wie sie wenigstens in Deutschland noch in Gebrauch sind, erinnert das schlichte Gewand der Irren ganz und gar nicht, wohl aber liegt der Vergleich mit dem Sträflings-Anzug nahe und wird thatsächlich häufig gemacht. Man treibe daher die Gleichmässigkeit der Kleider nicht zu weit und strebe eine möglichst grosse Aehnlichkeit mit der Tracht an, welche den Pfleglingen aus ihrem Vorleben vertraut ist.

Früher war es in den Irrenanstalten gebräuchlich, allen Kranken, auch den weiblichen, die Haare kurz zu schneiden, theils um die kalte Douche oder auch Eismützen [1]) oder Reibungen [2]) besser wirken zu lassen, theils zur Bequemlichkeit des Wartepersonals. Ebenso wurden alle Männer rasirt, gleichgültig ob sie wollten oder nicht.

Man wird im Allgemeinen den Grundsatz festhalten müssen, dass auch ein Geisteskranker die freie Bestimmung darüber hat, wie er die Haare tragen will, vorausgesetzt, dass er nicht ganz unzweckmässige oder phantastische Formen bevorzugt. Weiblichen Kranken lasse man niemals die Haare kurz schneiden, auch wenn sie selbst einmal den Wunsch aussprechen sollten. Nur der einzige Fall rechtfertigt dieses Vorgehen, wenn neu Aufgenommene mit derartig verfilztem Haar in die Anstalt kommen, dass selbst tagelang wiederholte Bemühungen, den mit Oel durchtränkten Haarballen zu entwirren, vergeblich sind. Hat sich der Arzt selbst von der Nothwendigkeit überzeugt, so mag er eigenhändig die Haare abschneiden, doch wird es vorsichtig sein, hiervon den Verwandten vorher Mittheilung zu machen. Das Gefühl, dass das Abschneiden der Haare etwas Entehrendes sei, liegt tief im deutschen Volke und verdient Berücksichtigung. Eine Kranke gar um deswillen des Kopfschmuckes zu berauben, weil ihr Haar bei der Aufnahme in die Anstalt nicht frei von Ungeziefer ist, wäre völlig unbegründet.

Den meisten männlichen Insassen liegt wenig daran, wie Haar und Bart geschnitten werden. Der Arzt hat daher leichtes Spiel, bei der Mehrzahl diejenige Haar-

---

[1]) Chiarugi, a. a. O. S. 395, § 716.
[2]) Reil, Rhapsodieen, S. 184.

tracht anzuordnen, die er für die zweckmässigste hält. Als solche muss nun wohl ein ganz kurz geschnittenes, also 3 bis 5 Millimeter langes Haupthaar und ein ziemlich kurz gehaltener Vollbart gelten. Will man dies adoptiren, so sollten, um den Vergleich mit den Zuchthäuslern auszuschliessen, einige Aerzte und Wärter mit ihrem Beispiel vorangehen. Ihnen werden die Kranken gern in der Annahme dieser bequemen, wenn auch nicht schönen Tracht folgen.

Jeder neu Aufgenommene ist in Bezug auf Ungeziefer mit mistrauischen Augen anzusehen. Das Pflegepersonal muss über diesen Zweig der Zoologie unterrichtet werden und gleich bei dem ersten Bade, das Jeder unmitelbar nach der Aufnahme erhält, auf Kopf-, Filz- und Kleider-Läuse fahnden. Die Kopfläuse werden, ohne dass man die Haare abschneidet, durch energisches Waschen mit Sublimatspiritus (1:1000) vertilgt, den man wochenlang alle 2 oder 3 Tage auf's neue wirken lässt. Die Filzläuse erliegen einer einmaligen gründlichen Anwenwendung von Unguentum cinereum, die der Sicherheit halber am folgenden Tage, nach verabreichtem Seifenbad, wiederholt wird. Die Kleiderläuse werden durch Erhitzen der Kleider in einem Desinfectionsapparat getödtet. Diese Arten von Ungeziefer bieten keine Schwierigkeiten, während die Wanzen, wenn sie sich einmal eingenistet haben, nur mühsam vertrieben werden, aus Schlafzimmern mit Tapeten und hölzernen Bettstellen vielleicht niemals sicher. Um so mehr muss man ihre Einschleppung durch Koffer und Möbel zu verhüten suchen.

Die Verwandten der Kranken haben häufig den sehr begreiflichen Wunsch, ihre Angehörigen in der Anstalt zu besuchen[1]). Bei chronisch Kranken ist dies meist unbedenklich; unter anderen Voraussetzungen, z. B. in der Reconvalescenz nach Melancholie, können solche Besuche sogar von grossem Nutzen sein; in vielen Fällen acuter Erkrankung wirken sie dagegen schädlich. „Es ist auffallend, welche Verschlimmerungen durch Briefe und Besuche nicht selten entstehen, zumal bei Melancholischen“ [2]).

Es ist hier nicht der Ort, auf die Ursachen dieser zuweilen überraschenden Erscheinung einzugehen. Aus der Thatsache allein folgt für den Irrenarzt die Pflicht, in Bezug auf diesen Punkt vorsichtig zu sein. Im Allgemeinen wird man an dem Satze festhalten können, dass in den ersten Wochen ihres Anstaltsaufenthaltes die Kranken nur ausnahmsweise Besuch erhalten sollen, wobei natürlich viel darauf ankommt, ob die Besuchenden vorsichtig und schonend mit ihren leidenden Angehörigen umzugehen verstehen.

Dass man in der Regel nur die nächsten Verwandten, Fremde dagegen nur mit Zustimmung der Angehörigen zulässt, ist schon deshalb nothwendig, weil man sonst die Kranken leicht den Blicken unberufener Neugieriger aussetzen würde.

In Dalldorf werden nicht nur den Verwandten, sondern auch den Bekannten Besuche in sehr weiten Grenzen, allerdings nur zu bestimmten Stunden in der Woche,

---

[3]) Vergl. Dittmar, Allgem. Zeitschr. für Psychiatrie Bd. 51, S. 221 u. 407. — Schüle, daselbst S. 222.

[3]) Roller, Die Fürstlich Lippische Heil- und Pflege-Anstalt Lindenhaus in Brake bei Lemgo. Bielefeld 1891, S. 146.

gestattet, und man ist mit dieser Einrichtung zufrieden [1]).

Immer aber soll ein Beamter oder Bediensteter der Anstalt zugegen sein; nur die Kranken, die freien Ausgang haben, seien hiervon ausgenommen. Aus Zweckmässigkeitsgründen wird man für die Besuche nicht das Gemach des Kranken, sondern einen besonderen Raum wählen. Es würde unstreitig viel zur Beseitigung der gegen die Irrenanstalten noch in weiten Kreisen bestehenden Vorurtheile beitragen, wenn man den Besuchern kranker Angehöriger in der liberalsten Weise den Zutritt zu den verschiedenen Räumen der Anstalt gestattete. Die zudringliche Neugier vieler Menschen, das Zusammentreffen mit unruhigen, querulirenden und fortdrängenden Kranken, das unheilvolle Bestreben, solchen Kranken Gefälligkeiten erweisen zu wollen, und die Sucht, sich durch pikante Erzählungen aus dem Irrenhause interessant zu machen, sind jedoch leider so häufige Erscheinungen, dass man zur Vorsicht gezwungen ist.

In vielen Anstalten pflegt man zu den grösseren Festlichkeiten Fremde einzuladen. Dies Verfahren hat unstreitig den grossen Nutzen, die Erkenntniss zu verbreiten, dass der Aufenthalt in einer Irrenanstalt sehr behaglich und angenehm sein kann, und dass ein grosser Theil der Kranken sich in der Anstalt glücklich und zufrieden fühlt. Andererseits liegt die Gefahr vor, dass Leute, die wenig Verständniss für die humanen Aufgaben der Irrenanstalten haben, sich aus Neugierde zu den

[1]) Bothe, Die familiale Verpflegung Geisteskranker. Berlin 1893. Seite 37.

Festen drängen, sich den Kranken gegenüber unpassend benehmen und hinterher tactlose Geschichten über ihre Erlebnisse erzählen.

Den brieflichen Verkehr der Kranken mit der Aussenwelt kann man unbedenklich in viel weiteren Grenzen gestatten, schon deshalb weil man ihn leicht überwachen und in unschädlichen Grenzen halten kann. Eine uncontrolirte Correspondenz wird man in der Regel nur denjenigen gestatten, welche sich frei ausserhalb der Anstalt bewegen dürfen und deren brieflicher Austausch damit ohnehin einer wirksamen Ueberwachung entzogen wäre.

VII.
Dienstvertheilung in der Irrenanstalt.

Es hat uns nun noch zu beschäftigen, wie in einer Irrenanstalt der Dienst zu vertheilen und zu regeln ist.

In Deutschland ist man glücklicherweise allgemein zu der Einsicht durchgedrungen, dass die Leitung der Irrenpflege in ärztlichen Händen liegen muss, dass also der Director einer Irrenanstalt nur ein Arzt sein kann. Ihm ist mehr oder weniger untergeordnet ein Verwalter, der die Führung des grossen Haushaltes besorgt. Wie die Stellung dieser beiden Personen zu einander geregelt wird, ist ziemlich gleichgültig, wenn man nur den Grundsatz festhält, dass in allen Dingen, die auf die Behandlung der Kranken Bezug haben, die Ansicht des dirigirenden Arztes allein maassgebend ist.

Es ist natürlich nur an ganz kleinen Irrenanstalten möglich, einem einzigen Arzte den ganzen Dienst zuzumuthen. Geschieht es in einzelnen Fällen, so ergiebt sich sogleich der grosse Nachtheil, dass, da der Arzt nicht immer in der Anstalt anwesend sein kann, dem Pflegepersonal nothgedrungen eine grosse Selbständigkeit eingeräumt werden muss. Das ist dann leicht die Wurzel vieler Uebel.

Die meisten Irrenanstalten zählen mehrere hundert Insassen und dem entsprechend eine Anzahl Aerzte, ungefähr auf je 100 Kranke einen Arzt, in den Stadtasylen und Anstalten mit verhältnissmässig zahlreichen Aufnahmen und fluctuirendem Bestande entsprechend mehr. Der Dienst wird zweckmässig so eingetheilt, dass der älteste Arzt Gehülfe und Stellvertreter des Directors ist, während Jeder der jüngeren Aerzte einer Abtheilung vorsteht, für welche er unter der Oberleitung des Directors oder dessen Stellvertreters zu sorgen hat. Doch empfiehlt es sich, dass jeder Arzt alle Abtheilungen gründlich kennen lerne, damit er in jeder zu jeder Zeit aushelfen kann. Gewöhnlich besucht jeder Abtheilungsarzt seine Kranken täglich 2 mal, doch hüte man sich sehr, jeden Tag zur selben Stunde seine Visiten zu machen und nie zu einer anderen Zeit sichtbar zu sein. Es ist eine übermenschlich grosse Zumuthung an das Pflichtgefühl des Pflegepersonales, den Dienst, auch frei von jeder ärztlichen Controle, gewissenhaft zu verrichten. Besonders während der Mahlzeiten und der abendlichen Unterhaltungen soll der Arzt häufig nach seinen Kranken sehen. Er wird oft Gelegenheit finden, irgendwo nachzuhelfen oder zu bessern. In den männlichen Abtheilungen ist der Zeit des Aufstehens und des Schlafengehens besondere Aufmerksamkeit zu schenken; zu keiner anderen kommen so leicht Unordnungen und Verstösse gegen die bestehenden Bestimmungen vor, wie am Beginn und am Schlusse des Tagewerkes. Die Schlafräume der Frauenabtheilungen meidet der Arzt während der Zeit der Nachtruhe und der Toilette besser und überlässt ihre Controle in der Hauptsache der Oberpflegerin. Doch wird sein Erscheinen in den Abtheilungen der körperlich Kranken und der besonders Pflegebedürftigen häufig noch spät Abends ganz natürlich sein, zum Beispiel zur Vornahme subcutaner Injectionen. Es ist gut, wenn man hier an das Erscheinen des Arztes zu sehr späten Stunden gewöhnt ist, denn auch dadurch übt man eine gewisse Controle.

Von der Beschaffenheit und Thätigkeit des Pflegepersonals hängt in allererster Linie das Wohl der Kranken ab. Die Erziehung eines Stammes tüchtiger Pfleger gehört daher zu den ersten, allerdings auch zu den schwierigsten, Pflichten des Irrenarztes. Unerlässlich ist dabei als Vorbedingung, dass der Arzt seinen belehrenden und ausbildenden Einfluss in hinreichendem Grade zur Geltung bringen kann, und dass er in der Lage ist, nicht geeignete Elemente rechtzeitig auszuscheiden. Schon dieser Umstand ist ein gewichtiges Argument gegen die Verwendbarkeit geistlichen Pflegepersonals, das in dem Arzte niemals seinen einzigen Vorgesetzten sehen kann. Ferner gilt als feststehend, dass zu der Irrenpflege eine gewisse besondere Begabung gehört, und dass man ebensowenig jeden beliebigen Menschen zum Irrenpfleger, wie zum Maler oder Musiker machen kann. Man muss deshalb jedem Pfleger gleich bei seinem Eintritte klar machen, dass es theils von seinem guten Willen, theils aber auch von seiner natürlichen Begabung abhänge, ob er für den Anstaltsdienst brauchbar sei, und dass es daher für ihn durchaus nicht nothwendig einen Vorwurf bilde, wenn sich etwa seine Unfähigkeit zur Irrenpflege herausstelle. Damit ist implicite schon gesagt, dass der Director einer Irrenanstalt, der stets in der Lage sein muss, ungeeignete Kräfte durch bessere zu ersetzen, zu dem Ende ausgiebiger materieller Mittel bedarf, damit ihm diese für die Auswahl seiner Pfleger einen möglichst weiten Kreis erschliessen. Denn es ist vorwiegend der hohe Lohn, der den Posten eines Irrenpflegers für tüchtige Leute begehrenswerth macht. Es giebt nichts kläglicheres, als Jeden, der sich zum Dienst meldet, nehmen zu müssen, weil man eben froh ist, überhaupt Leute zu bekommen. Man sollte stets bedenken, dass unter der Unfähigkeit des Pflegepersonales am empfindlichsten die Kranken zu leiden haben, dass also das Geld, das man an dem Gehalte spart, von den Aermsten der Armen, den Geisteskranken, eingetrieben wird.

Trotz aller schönen Redensarten, wie:

> „der wahre Krankendienst will nicht um des Lohnes, sondern um der Barmherzigkeit willen gethan sein“ [1]),

bleibt es eine Thatsache, dass in der Irrenpflege wie in jedem anderen Berufe tüchtige Kräfte auf die Dauer nur durch gute Bezahlung zu erhalten sind. Wie hoch man

---

[1]) Seifert, Die Irrenheilanstalt in ihren administrativen, technischen und therapeutischen Beziehungen. Leipzig und Dresden 1862. Seite 92.

die Pflegerposten dotiren soll, hängt von den örtlichen Verhältnissen ab und lässt sich nicht in allgemein gültigen Zahlen ausdrücken. Der anderthalbfache bis doppelte Betrag des Verdienstes, den die Leute ausserhalb finden würden, ist ungefähr genügend, um die höheren Ansprüche des Dienstes in der Irrenanstalt auszugleichen. Der Lohn erfahre in gewissen zeitlichen Abständen eine Erhöhung bis zu einer Maximalgrenze. Bei eintretender Dienstunfähigkeit ist eine Pension zu gewähren. Dem männlichen Pflegepersonal muss es gestattet werden, nach einer Reihe von Dienstjahren sich zu verheirathen. Von einem eigentlichen Familienleben wird freilich bei ihnen kaum die Rede sein, da sie selbstverständlich in der Anstalt wohnen, während ihre Familie draussen bleibt. Für das Zusammensein der Eheleute erübrigen also nur die wenigen Stunden wöchentlich, welche der Mann zu seiner Erholung dienstfrei ist. Dass man den Pflegerinnen das Heirathen nicht gestatten kann, braucht wohl nicht erwähnt zu werden.

Aus welchen Schichten der Bevölkerung das Wartepersonal zu nehmen ist, ergiebt sich einmal aus Art und Lage der Irrenanstalt — denn in einem Stadtasyl kann man einen Bauernknecht nicht brauchen, der für eine Ackerbaucolonie sehr wohl qualificirt sein möchte, — und zum andern aus der Höhe der Löhne, die man zahlen kann. Besonders für den weiblichen Theil wäre es sehr werthvoll, auch Angehörige besserer Stände heranzuziehen. Die Militärzeit ist in vieler Beziehung eine erwünschte Vorschule für den Krankenwärterdienst. Die Leute sind an Ordnung und Gehorsam gewöhnt. Man behalte jedoch immer im Auge, wie sich der Dienst im Falle einer

Mobilmachung gestalten würde. Auch kann man wohl die Behauptung aufstellen, dass Jeder, der es in der deutschen Armee bis zum Unterofficier oder darüber hinaus gebracht hat, sei es auch als Lazarethgehülfe, ein für allemal zu dem Dienste als Irrenpfleger verdorben ist. Der barsche Ton und das Verlangen unbedingten Gehorsams, die dem Unterofficier in Fleisch und Blut übergegangen sind, passen durchaus nicht in eine Irrenanstalt.

In Nordamerika sind in neuerer Zeit beachtenswerthe Versuche angestellt, Pflegerinnen in einzelnen Männerabtheilungen zu verwenden. Dabei dürften zunächst wohl solche Räume in Betracht kommen, in denen körperlich kranke und gebrechliche Pfleglinge behandelt und Nachts bewacht werden.

Die Entlassung des Wartepersonals darf nur durch den Director geschehen. Schon die Nothwendigkeit, schwerere Vergehen, wie z. B. die Misshandlung eines Kranken, mit sofortiger Entlassung ohne Verzug bestrafen zu können, macht diese Einrichtung unerlässlich.

Die Erziehung und Heranbildung der Pfleger geschieht am besten durch den Anstaltsdienst selbst. Mit der praktischen Ausbildung verbindet man zweckmässig eine theoretische, zu der ein oder zwei Stunden in der Woche bestimmt werden. Die jüngeren Mitglieder lernen hier die Gesichtspunkte kennen, nach denen in der Irrenpflege verfahren wird, und gleichzeitig viele Einzelheiten, die ihnen dann später in der Praxis weniger Schwierigkeiten machen. Der Unterricht darf nicht einfach in Vorträgen bestehen, sondern man muss sich durch Fragen überzeugen, dass Jeder Alles begriffen hat. Für die älteren Mitglieder sind diese Instruktionsstunden eine nützliche

Repetition des früher Gelernten. Der Unterricht wird am besten von dem Director selbst oder seinem Stellvertreter, auf jeden Fall aber von einem Arzte, ertheilt.

Das Hauptgewicht bei der Ausbildung ist darauf zu legen, dass man jeden Wärter in zweckmässig bemessenen Zwischenräumen die verschiedenen Abtheilungen der Anstalt durchlaufen lässt, sodass er mit allen Zweigen des Dienstes vertraut wird. Man kann sich über seine Verwendbarkeit und Tüchtigkeit kein Urtheil bilden, ehe man ihn nicht in den hauptsächlichsten Abtheilungen der Anstalt beobachtet hat. Mancher, der bei den Unruhigen recht brauchbar erscheint, zeigt seine vollständige Unfähigkeit zum Pflegeramte, sobald ihm zugemuthet wird, Selbstmordverdächtige zu bewachen oder dem drohenden Decubitus bei bettlägerigen Paralytikern vorzubeugen. In solchen Fällen gebe man sich nie damit zufrieden, den nicht voll Qualificirten etwa nur in gewissen Abtheilungen zu beschäftigen, sondern man bestehe darauf, nur diejenigen als Wärter zu behalten, die in jeder Beziehung den Anforderungen genügen. Im Laufe der Zeit bekommt man ohnehin eine grosse Zahl von Halbinvaliden, die nicht mehr jede Art von Dienst verrichten können. Es geht aus dem Gesagten hervor, dass man die jungen Pfleger stets nach einigen Monaten die Abtheilung wechseln lassen soll, so unbeliebt diese Maassregel unter ihnen auch ist. Nur so kann man nach Verlauf von einem bis zwei Jahren sicher sein, dass der Wärter wirklich allen an ihn zu stellenden Anforderungen gewachsen ist. Die älteren mag man längere Zeit in derselben Abtheilung lassen; die, die sich bewährt haben, suche man zu halten so lange wie möglich. Sie sollen mit der Anstalt verwachsen und jeden Gedanken daran, sich jemals auf andere Weise ihr Brod zu verdienen, aufgeben. Sie sollen sich als einen Bestandtheil der Anstalt fühlen und die Anstalt hat für sie zu sorgen bis an ihr Lebensende. Dieses Verwachsen des alten erprobten Wärterstammes mit der Anstalt nach Kräften zu fördern, ist eine wichtige Aufgabe der Irrenärzte.

Die unmittelbare Beaufsichtigung des Pflegepersonals, sowie der Verwaltungsdienst innerhalb der Krankenabtheilungen gehört zum Amte des Oberwärters und der Oberwärterin. In grossen Anstalten bedarf man mehrerer coordinirter Oberwärter, etwa einen für je 100 bis 150 Kranke. Es giebt wenig Menschen, die diesem schweren Dienst bei einer noch grösseren Anzahl dauernd und im vollen Umfange gewachsen wären. Man kann die Funktionen eines Oberpflegers mit denjenigen eines Feldwebels vergleichen, wobei dann der Abtheilungsarzt zum Compagniechef in Parallele stünde. Hier wie dort bedeutet die Thätigkeit des Subalternbeamten nicht nur eine sehr grosse Erleichterung für die Leitung, sondern ohne sie ist es auch kaum möglich, Alles in voller Ordnung zu erhalten.

Sehr viel Zeit haben die Oberpfleger schon auf die schriftlichen Berichte zu verwenden, die für den Dienst in der Irrenanstalt dringend wünschenswerth sind. Sowohl ein täglicher Bericht über die Kranken als ein anderer über die Dienstvertheilung sind erforderlich. Die von Gudden[1]) und Grashey[2]) mitgetheilten Muster kann man entweder in ihrem ganzen Umfange beibehalten oder, den besonderen Verhältnissen der Anstalt ent-

---

[1]) Tagesbericht der Kreisirrenanstalt Werneck. Würzburg 1869.
[2]) Allgem. Ztschr. f. Psychiatrie, Bd. 44 S. 518.

sprechend, abändern, vielleicht auch zu einem Formular vereinigen. Zum Ressort des Oberpflegepersonals gehört auch die Orientirungstafel, auf der jedes Schlafzimmer durch eine rechteckige Fläche wiedergegeben und jedes Bett durch einen eingeschraubten Haken oder Nagel dargestellt wird. An jedem Haken sagt ein angehängtes Täfelchen aus starkem Carton, für wen das betreffende Bett bestimmt ist. Diese Einrichtung gewährt jeden Augenblick eine zuverlässige Uebersicht über die Belegung der Schlafräume und ermöglicht es dem Arzt, sich auch in einer ihm fremden Abtheilung rasch zurecht zu finden. Eine solche Belegtafel ist natürlich nur dann von Werth, wenn sie stets auf dem Laufenden gehalten wird. Deshalb muss das Oberpflegepersonal jede Veränderung durch Umhängen der Namentäfelchen sogleich vermerken.

Alles was auf die häusliche Ordnung und Sauberkeit Bezug hat, auf die Reinigung und Ausbesserung von Wäsche und Kleidern, auf Neuanschaffungen und Ergänzungen der Garderobe, auf die Einzelheiten in der Dienstvertheilung der Wärter und in dem Wechsel von Nachtwachen und Freistunden, kurz die Ueberwachung der ganzen „Hausordnung“ gehört zur Competenz des Oberpflegepersonales. Ebenso aber auch im internen Dienst die Beaufsichtigung zahlreicher Einzelheiten, wie die Temperaturmessung fiebernder Kranker, die Beobachtung der Nahrungsaufnahme, wo eine solche erforderlich ist, die Ausgabe von Spielkarten, Schreibpapier und dergl., die Vertheilung der Prämien für geleistete Arbeit in Gemässheit der vom Arzte getroffenen Bestimmungen, dieses Alles und tausend andere Dinge, deren jedes einzelne nicht besonders bedeutungsvoll erscheint, die in ihrer Gesammtheit aber für die Ordnung in der Anstalt und die Zufriedenheit der Kranken von höchster Wichtigkeit sind. Der Arzt, welchem ein guter Oberwärter zur Seite steht, wird sich um die meisten von diesen Dingen nur ganz summarisch zu kümmern brauchen, während er, mit einem ungeschickten Oberpfleger zur Seite, viel Zeit darauf verwenden muss.

Für die Persönlichkeit einer Oberpflegerin ist noch ein anderer Gesichtspunkt von Bedeutung. Es ist von Vortheil, dass die weiblichen Kranken der höheren Stände bei der Oberpflegerin einen dem eigenen gleichen Bildungsgrad finden, einmal weil sie hier vertrauenerweckendes Verständniss für ihre mancherlei kleinen Wünsche der Toilette und dergleichen begegnen, und dann damit sie in ihr eine Vertreterin der Autorität erblicken. Man wählt daher die Oberpflegerinnen passend aus den gebildeten Ständen, muss sich dann aber die Mühe geben, sie in alle Einzelheiten der Krankenpflege einzuführen, denn ohne diese Erfahrung würden sie den Dienst des Pflegepersonals zu leiten und zu beaufsichtigen niemals im Stande sein.

Zu Oberpflegern befördert man dagegen geeigneter Weise die Tüchtigsten aus dem Pflegepersonale. Die Schwierigkeit, dass damit ein bisher Gleichgestellter plötzlich zum Vorgesetzten wird, umgeht man dadurch, dass mehrere Anstalten sich gegenseitig mit Oberwärtern versorgen, oder dass der zum Oberwärter vorausbestimmte Pfleger einige Jahre im Büreaudienste beschäftigt wird.

Der Geistliche hat in der Irrenanstalt eine schwierige, aber durchaus nicht undankbare Stellung[1]). Er muss

---

[1]) Laehr und Zinn, Allgem. Ztschr. f. Psychiatrie, Bd. 37, S. 234.

allerdings frei von dem Glauben an Besessenheit und von der Neigung zum Teufelaustreiben sein. Auch mag manchem jungen Geistlichen die Einsicht Ueberwindung kosten, dass er bei einzelnen seinen Zuspruch begehrenden Kranken, wie z. B. bei Melancholischen mit Versündigungsideen, durch Eingehen in die Einzelheiten der Wahnvorstellungen sehr viel schaden kann. Vermeidet er aber diese Fehler, so vermag er sehr viel Segen zu stiften, sowohl im Einzelverkehr als durch den Gottesdienst, wo er vorsichtig der Erörterung von Dingen aus dem Wege geht, die seinen Hörern Anlass zum Grübeln geben.

An vielen Anstalten ist ein eigener Lehrer angestellt. Bei richtiger Auffassung seines Amtes hat er ein weites und sehr dankbares Feld vor sich. Besonders kann er durch passende Pflege der Musik und des Gesanges viel Gutes wirken. Auch die Anleitung zu gymnastischen Uebungen und Turnspielen kann er geben. Und in dem ausgedehnten Gebiete der geistigen Beschäftigung, die naturgemäss bei den Angehörigen der höheren Stände von besonderer Wichtigkeit ist, kann er den Mittelpunkt bilden. Selbstverständlich bleibt die Auswahl derjenigen, welche am Gesang, dem Theaterspiel, den Turnübungen u. s. w. theilnehmen, dem Arzte vorbehalten. Aus dem früher Gesagten geht hervor, dass es sich hier in der Regel um Reconvalescenten und um chronisch Kranke handeln wird.

Als wichtiger Punkt bleibt uns zum Schluss noch eins zu betrachten, das ist die Fürsorge für diejenigen Kranken, die, aus der Anstalt entlassen, nicht, oder wenigstens nicht sogleich, in ihre früheren Verhältnisse zurückkehren können. Viele werden in der Irrenanstalt vollständig geheilt, sodass sie nach Hause zurückkehren und ihrer früheren Beschäftigung wieder nachgehen können. Für eine grosse Zahl Geheilter ist es jedoch sehr wünschenswerth, dass sie nicht sofort in ihre früheren Verhältnisse zurücktreten, weil sie zwar gesundet, aber doch noch nicht so weit gekräftigt und widerstandsfähig sind, um ohne Gefahr die Schwierigkeiten des Kampfes ums Dasein auf sich zu nehmen. Für diese ist der allmähliche Uebergang aus der bevormundenden Fürsorge der Anstalt zur freien Selbstbestimmung eine grosse Wohlthat.

Noch viel mannigfaltigere und gesteigerte Bedenken stellen sich ein, wenn man einen Kranken aus der Anstalt entlassen möchte, der zwar nicht geheilt, aber doch so weit gebessert ist, dass er unter günstigen äusseren Umständen sehr wohl ausserhalb der Anstalt leben kann und der einer beständigen ärztlichen Beobachtung und Behandlung nicht mehr bedarf. Auch Kranke, die nicht eigentlich gebessert, aber in secundäre und voraussichtlich stationäre Krankheitsstadien eingetreten sind, können oft nicht einfach entlassen und auf sich selbst gestellt werden, wohl aber in einigermaassen geeigneter Umgebung draussen leben. Eine Irrenanstalt, die über passende Uebergangsstationen verfügt, kann diesen häufig solche Insassen überweisen, welche in anderen Anstalten auch weiterhin internirt bleiben müssten, weil Entlassungsversuche wiederholt fehlgeschlagen oder auch als aussichtslos erst gar nicht unternommen worden sind. So wirkt die Fürsorge für die entlassenen Geisteskranken dem Stagniren der Anstaltsbevölkerung und der Ueberfüllung entgegen.

Diese Fürsorge kann sich in vielen Fällen schon dadurch sehr wirksam bethätigen, dass die Familie des Kranken einen Zuschuss zu den Unterhaltungskosten erhält. So kann z. B. die Frau eines hülflosen, der körperlichen Pflege bedürftigen Kranken, die für ihren Mann wohl sorgen würde, wenn Armuth sie nicht im Tagelohn zu arbeiten zwänge, durch eine mässige Geldunterstützung in den Stand gesetzt werden, an ihrem Manne Samariterdienste zu thun. Ist die Unterbringung des Kranken bei seinen Angehörigen unthunlich, so findet sich oft eine fremde, zu seiner Pflege geeignete Familie. Die Mehrzahl der als geheilt Entlassenen kehrt in ihre Familie und damit in ihre früheren Verhältnisse zurück. Wo dies aber nicht möglich ist, da kann die Anstalt nur dadurch den erreichten Erfolg zu einem dauernden machen, dass sie dem Genesenen eine passende Stellung besorgt. Das ist oft schwierig und will wohl erwogen sein, zumal da, wo chronische Vergiftung die Geistesstörung hervorgerufen hat. Ein Trinker, der Gastwirth ist, und ein morphiumsüchtiger Apotheker werden oft nur dadurch vor Rückfällen bewahrt, dass sie ihrem Beruf nicht wiedergegeben werden, sondern einen anderen ergreifen.

Immer ist es wünschenswerth, dass die Anstalt über das fernere Ergehen der Entlassenen unterrichtet bleibt. Oft sind die Nachrichten, die man lang nach der Entlassung von den Kranken selbst oder von deren Angehörigen erhält, auf das Urtheil von Einfluss, das man sich über die Ergebnisse der Anstaltsbehandlung gebildet hatte.

Eine gute Krankengeschichte schliest entweder mit dem Sectionsprotokoll oder mit einigen Briefen, die der Patient oder seine Verwandten nach der Entlassung geschrieben haben.

Register.

FSC
www.fsc.org
MIX
Papier | Fördert gute Waldnutzung
FSC® C083411

Zeitfracht Medien GmbH
Ferdinand-Jühlke-Straße 7
99095 Erfurt, Deutschland
produktsicherheit@kolibri360.de